老中医施

施仁潮　施　文◎著

痛风防治 120 题

中国健康传媒集团
中国医药科技出版社

图书在版编目（CIP）数据

老中医施痛风防治120题 / 施仁潮，施文著. —北京：中国医药科技出版社，2024.4

ISBN 978-7-5214-4561-9

Ⅰ.①老… Ⅱ.①施…②施… Ⅲ.①痛风—中医治疗法—防治 Ⅳ.①R259.897

中国国家版本馆CIP数据核字（2024）第067506号

美术编辑 陈君杞
版式设计 南博文化

出版 **中国健康传媒集团** | 中国医药科技出版社
地址 北京市海淀区文慧园北路甲22号
邮编 100082
电话 发行：010-62227427 邮购：010-62236938
网址 www.cmstp.com
规格 710×1000mm $^1/_{16}$
印张 10 $^1/_4$
字数 170千字
版次 2024年4月第1版
印次 2024年4月第1次印刷
印刷 河北环京美印刷有限公司
经销 全国各地新华书店
书号 ISBN 978-7-5214-4561-9
定价 45.00元

获取新书信息、投稿、为图书纠错，请扫码联系我们。

我认识施仁潮主任，是在1997年的春天。当时寿仙谷刚刚研制成功一款灵芝孢子粉类产品，药理、药效试验已经完成，我去浙江省中医药研究院联系临床研究，恰逢施主任在，我们就聊了起来。

这一聊就是20多年。

1997年，施主任组织《中国中医药报》浙江站记者、通讯员到寿仙谷公司参观考察，用他自己快人快语的话说就是"您说了不算，看过了才放心"。

随后，施主任就成为了寿仙谷的常客和家人：参与寿仙谷牌破壁灵芝孢子粉的临床案例研究；投身公司承担的国家"慢病防治健康行"大型公益活动；开设"老中医施"微信公众号，围绕中医养生祛病保健，对铁皮石斛、西红花、破壁灵芝孢子粉等进行科普宣讲；极力推介公司全产业链质量保证体系和安全、稳定、高效、可控的产品质量，促进大众对寿仙谷产品的了解和应用。2007年，我们还共同编写出版了《膏方宝典》一书。

施仁潮主任常年从事中医临床、科研、成果推广工作，浸淫岐黄之术四十余年。对朱丹溪、王肯堂、王孟英、张山雷的医学研究及对《医方类聚》的整理点校，功在千秋；编写《药食同源》《补品经典》《补药吃对才健康》等书，造福百姓；做学术，搞科普，传播中医知识，让大众感悟中医，享受中医，功德无量；学术成果、医学著作、科普文集彰显大才。

施主任率真为人，倾心做事，敏于言又捷于行，学于古而不泥于古，诊治示术精，著作吐精髓，为人真性情。"施仁潮说"系列不断推出，先后出版了经典名方、膏方、扶正祛病药膳、养生食材、祛湿防治等五种，今天又读到了《老中医施痛风防治120题》。他正在兑现承诺，要在有生之年，不断推出，丰富"施仁潮说"话题，让"施仁潮说"成为中医人心中的精品，大众心中的科普品牌，为健康中国建设服务。

　　兹为之序。

李明嶙

2022年10月26日

施仁潮主任中医师是中医临床大家，中医科普作家，膏方指导导师，一直是我学习的榜样，也是我的挚友。早在20世纪90年代，他与王坤根等策划《现代中医保健丛书》编撰，我任分册《中风后遗症的中医保健》主编，后又参加他策划的《全民健康行动丛书》项目，承担其中《青壮年的中医保健》一书的编写工作。后来又受邀参编《山药治百病》、参校《叶氏女科证治》，参加他主持的浙江省中医药科技项目"丹溪痛风方的临床研究"课题。施主任还帮助我完成了浙江省哲学规划课题"浙江中医学术思想史研究"项目。我们相交至深至欢。近抢先读到《老中医施痛风防治120题》书稿，受邀作序，我欣然应允。

痛风是反复发作性炎性疾病，是中西医学的治疗难题。施主任法朱丹溪之学，潜心研究，结合现代基础与临床研究，摸索出了中医防治痛风的临床路径。其书内容涉及痛风发病、病证分析、药物选用、中医辨证、茶饮膏方、浸泡外涂、名医医论验案，随篇随段可见其真知，随行随句可闻其灼见。如论述丹溪上中下痛风方时指出，胆南星燥痰，苍术祛湿，黄柏清热，用量当重；桃仁活血，牛膝行瘀，配方中不可少；须重用清化湿浊，才能降低尿酸，因痛风多肿痛，方中仅用防己行水逐湿，毕竟力薄，拟配用薏苡仁、土茯苓、泽泻、虎杖、鸭跖草等泄浊之品；痛风兼肾结石者，选加金钱草、海金沙、芒硝、小蓟、白茅根等，通淋化石，还可配有碱化尿液和促进尿酸溶解作用的青皮、陈皮等。其说其论发展丰富了丹溪痛风治疗学说。

书中展示的痛风治疗用药，反映了施主任善用风药的特色。其指出应用祛风法有助于祛除"或涉冷水，或立湿地，或扇取凉，或卧当风"引起的病症，也体现"以辛热之剂，流散寒湿，开发腠理"的治疗主张。治疗中视疼痛部位的不同，选取相应的祛风药物，如羌活祛百节之风，白芷祛头面之风，桂枝、威灵仙祛臂胫之风，全蝎、露蜂房搜风剔络，防风祛风胜湿，麻黄发散风寒，雷公藤祛风解毒，可谓是真知灼见。对某些治疗用药，施主任还道出了个中体会，如言神曲，痛风方中用之，不在消中州陈积之气，要在顾护胃气；黄柏有"补阴之功"，取意于"泻火"，火热去阴不耗，自生补益之功，言补而非有滋养之能，真正要补阴，还需注意配用石斛、生地、百合、北沙参等；大黄所含大黄素对黄嘌呤氧化酶有较强的抑制作用，可减少尿酸形成，而大黄的泻下和利尿作用，还能帮助尿酸的排泄，诚为痛风良药，但使用时一定要掌握用量和使用时间。以上种种，确是长年积累的经验之谈，相信对临床大有裨益。

本书的另一特色是注重内外治的配合，施主任研制透骨冷凝胶用于发作时外敷，风无忧用作茶饮保健，辅助康复治疗，丰富了中医药防治痛风的手段方法。

施主任致力于痛风研究数十年，硕果累累，其书正是记录了其理论研究与临床实践的不凡建树。可以不夸张地说，其书洋洋百问，问问皆是学问，问问皆是经验之谈。相信无论是学者、学生，还是中医爱好者，抑或是病患者，均可开卷得益，深耕受教。《老中医施痛风防治120题》的问世，是中医界的幸事，将有一大批人因为读此书而了解中医，走近中医，走进中医，进而思考中医，甚至创新中医。其功伟矣。

中国民族医学会针刀分会副会长

叶新苗

2022 年 10 月 22 日于一和堂

国庆长假，完成了《老中医施痛风防治120题》的书稿。搁下笔，倒上酒，庆祝一下。为了国庆，为了300个昼夜的付出！

这书稿是"施仁潮说"系列的第6本。今年在完成了《老中医施祛湿防治200题》后，就转向了痛风书稿的写作。

早在20世纪90年代，我就治疗过一位患痛风的中年妇女。后来她儿子找我看病，他说母亲的痛风就是我治好的。2003年9月，64岁的高先生，在老伴的搀扶下，拄着拐杖，踮着脚跳进诊室。他说得痛风20多年了，螃蟹、毛蛤、豆制品下肚一点点就会发作，吃蘑菇、苹果也要发病。布洛芬胶囊吃1颗不见效，吃2颗才勉强维持12小时不痛。他把希望寄托在中医治疗上，那双充满希冀的眼睛狠狠地刺痛了我。

金元名医朱丹溪的著作里，有痛风论、痛风方，成为我的研究对象。经过多年的努力，我先后完成了《〈格致余论·痛风论〉评述》《〈丹溪心法·痛风方〉评价》等文章，参加学术研讨。我的学生围绕痛风进行研究，先后发表了《施仁潮运用丹溪痛风方经验》《施仁潮对丹溪痛风诊治的发挥》《施仁潮配合外洗治疗痛风经验》等论文。

我曾组织开展"丹溪痛风方的临床研究"课题，该课题被列入浙江省中医药科技计划项目，取得成果，发表了研究论文，培养了研究人才，并组织省级、国家级继续教育项目，推广研究成果。

我们将研究成果用于临床防治，在"痛风有主方、据证有加减"的同时，研发药茶，采用药食同源之品，精心配方加工，做成茶剂用作茶饮；研发浸泡药包，将有效药材加工成洗剂，配合浸洗；研发冷凝膏，取其透皮效果，在急性发病时用来涂敷。内服与浸泡、外涂相配合，使痛风防治有了多种有效手段，疗效有保证。许多患者在接受治疗后，会主动宣传，于是有了"看痛风，找施仁潮"的赞誉。我们还重视痛风防治知识的普及推广，深入社区做科普讲座与义诊咨询，先后在《中国中医药报》《今日早报》《上海一周》上发表科普文章，浙江电视台还录制"中医防治痛风"专题节目，多次播放，受众面广，社会影响良好。

本书立足于介绍中医防治痛风的经验，其中"日益增多的痛风"讲述痛风的发病和诊断；"求治中的困惑"讲述中西药的选用、中医的辨证用药及茶饮、膏方、浸泡、外涂等；"防治痛风，不做'馋猫'"讲述虾、蟹、花生诸多引发或加重痛风的食物；"这些食物可以多吃"讲述百合、冬瓜、苦瓜等食物对痛风的防治效果及膳食配方；"痛风者的运动健身"讲述适宜于运动的项目及运动中要注意的事宜；"医论·医方·医案"精选医家对痛风的论述、有效的治疗用方和典型案例。全书7个章节，细列120个专题，配合案例，逐一分述，尽可能地讲深讲透。如此安排，希冀为广大医师和群众防治痛风提供有益的帮助和借鉴。

很高兴李明焱研究员和叶新苗教授为本书作序。李明焱带领团队长期不懈地坚持对铁皮石斛、灵芝、西红花等珍稀名贵中药材的优良品种选育、生态有机栽培、中药炮制技艺和新产品的研发，取得了巨大成功。他十分重视中医学术的弘扬与发展，关心"施仁潮说"系列书的编写出版工作。叶新苗教授在治疗风湿痹证、软组织损伤、骨关节退行性改变及小针刀疗法方面，建树颇多，对类风湿关节炎、强直性脊柱炎、原发性肝癌等病尤多究心。他长期关心我开展的痛风研究工作，并给予了指导与帮助。

两位挥笔赐序，为本书增色添彩，这也是对我莫大的鼓励！励志者没有终点，勤奋者瞄准的是目标。一本书稿的完成是另一本书稿整理撰写的起点。我将选好主题，说医理，传医术，弘扬国医精粹，让中医发扬光大。用书写传播中医，让大众感悟中医、享用中医，让中医为大众健康服务。

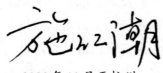

2022年10月于杭州

日益增多的痛风

　　本章介绍痛风的概貌，共17题。痛风的取名大有智慧，痛风是"天才疾患"，可来自遗传，而发病与高嘌呤食物直接相关。男人特别要提防痛风，女性发病率虽低但仍可能发病，年轻人也要防痛风。痛风最常侵犯第一跖趾关节，踝、膝、掌、指、腕关节也多发病，会对肾脏造成伤害，还会伴随肾结石、高脂血症、肥胖、高血压、糖尿病等多种疾病。有痛风石者选鞋子要大一码，服用降压药要提防痛风发病。重视痛风的诊断标准，尽早防治，降低体内血尿酸水平，谨防痛风影响寿命。

病痛15年才确诊

痛风是古老的一个病种，早在公元前5世纪，文献资料中就有关于此病的描述。17世纪，科学家从显微镜中发现痛风结节内有一种结晶，此后又从痛风患者的血液、皮下组织和关节软骨沉积物中查出尿酸盐。至此，人们才明白痛风是一种由于血尿酸过高，沉积在关节或其邻近组织所引起的特殊疾病。

在我国，20世纪70年代前，有关痛风的病例报告并不多。对于大多数人来说，痛风还是一个陌生的病种。但近40年来，随着人们生活水平的提高，饮食结构的改变，痛风的发病率急剧升高。

杭州余先生，2005年6月12日找我看病。他53岁，身高170cm，体重70kg，15年前出现足背痛，去医院看过许多次，没有明确诊断。直到1999年，检查血尿酸480μmol/L后才给出诊断：痛风。他诉说最近三四年，手指关节疼痛、膝关节痛、足趾痛，痛处不固定，通常在春节时及每年的六七月有一次发作。膝关节前侧、足踝关节痛风结节明显。

早在2004年全国科普活动周期间，《杭州日报》"一句话新闻"发布了浙江省中医药研究院将举办"科学饮食，防治痛风"讲座的消息。宣传内容没有豆腐干块大，反响倒不小，现场来了50多位听众。这些人除了部分养生爱好者外，大部分是痛风，或相关疾病的患者，还有因丈夫痛风不能到场，妻子前来听课的；儿子痛风忙于工作，退休了的老父亲前来咨询的。其中一位还说，我兄弟也是这病，回想起来，我父亲也是这病死的。

讲座结束后，许多人围上来咨询，其中一位拉着我要求开处方。他说自己痛风很多年了，看到报纸从义乌赶过来。他递上名片，说生意耽搁不得，等不及门诊时间，请求我现场开药。我问过病症，把脉，看舌象，记下了症状。他说，明天他女儿会来配药。

他姓王，多应酬，海鲜吃得多，大量喝白酒。他说自己嗜酒如命，原来一次能喝两瓶，现在每次喝150ml，一日2次。1998年出现右足拇指关节肿痛，经服西药消除，但足趾常有隐痛，尿酸长年偏高。形体肥胖，手足困重，喜睡懒动，胃纳尚好，大便正常。近10天来腰痛，久坐后疼痛加剧。苔黄腻，舌质胖而滑润，尖有红点。

第二天，他女儿果然来了，拿走我的处方，配了一大包药带走。一走没有了音讯。按照他留下的电话打过去，总是忙音。

王男，50岁，义乌荷叶塘人，小商品城经商户。平素多应酬，海鲜吃得多，大量喝酒。1998年出现右足拇指关节肿痛，经服西药消除，但足趾常有隐痛，尿酸高（2003年5月9日471μmol/L，2004年5月12日592μmol/L，2004年5月20日543.8μmol/L）。形体肥胖，手足困重，嗜睡懒动，近10天腰痛，久坐疼痛加剧。苔黄腻，舌质胖而滑润，尖有红点。治法：祛湿行瘀。用药：苍术10g，炒黄柏10g，薏苡仁30g，土茯苓30g，车前子（包）10g，虎杖15g，鸭跖草15g，桃仁10g，泽兰10g，续断15g，秦艽10g，砂仁（后入）6g，川牛膝10g，全蝎5g。

2004年10月22日，来了位患者，他说自己痛风10年，近半年持续发作，两跖骨小头处肿大，曾行痛风石手术治疗，术后未见好转，疼痛频繁，发则关节红肿疼痛，经服西药效不佳。曾听给义乌荷叶塘王先生配药的药工介绍，王先生服用中药后效果很好，让他找杭州施仁潮医生治疗试试，于是特地前来，找我开药方。

陈男，58岁，东阳湖田人。痛风10年，近半年持续发作，两跖骨小头处肿大，曾行痛风石手术剔除，术后未见好转，疼痛频繁，发则关节红肿疼痛，服西药效不佳。刻诊左足跖趾关节、踝关节肿痛，局部热肿。苔浊腻，舌暗红，脉弦。血尿酸571μmol/L。治法：祛湿泄浊，清热逐瘀。用药：苍术20g，炒黄柏10g，川牛膝10g，虎杖20g，制胆南星12g，酒地龙9g，桃仁10g，泽兰10g，车前子20g，鸭跖草20g，海桐皮10g，全蝎5g。

2004年10月24日，又来了一位义乌的患者，李先生，51岁，住义乌江东新村。痛风10年，左足跟及足底部疼痛，血尿酸多在420μmol/L以上，苔白厚浊而腻，根黄厚，质胖滑润，脉弦数。有饮酒史，每日数瓶啤酒。经王先生介绍前来求治。

陈先生和李先生的到来，使我了解到王先生服药后的情况。2005年7月2日，王先生来了。他说我是义乌的，请您看过病，吃了药之后疼痛未发，饮食不忌，猪、狗、羊肉均吃，啤酒少喝，白酒喝了不少，一直正常。但5天前喝了一大碗绿豆汤，1小时后疼痛发作。观察其左足背部肿痛，局部发热，色暗，我为他开了化浊行瘀的中药。

2005年8月6日，王先生又来了一次，病情稳定。8月1日化验报告：总胆红素28.1μmol/L，间接胆红素19.8μmol/L，葡萄糖6.16mol/L，高密度脂蛋白胆固醇1.12mmol/L，载脂蛋白A10.97g/L。面色暗滞，腰痛，尿多余沥。苔浊腻，根厚，舌暗红，脉沉涩。治法：补肾益精，化浊行瘀。

20世纪70年代以前，我国有关痛风的病例报告并不多，但近30年随着人们生活水平的提高，饮食结构的改变，痛风的发病率不断升高，近几年呈急剧增高趋势，痛风已经成为国内尤其是沿海开放地区较为常见的疾病。痛风患者往往有"五高一低"，即高尿酸、高血压、高血糖、高血脂、高体重及肾功能低下。所以，在生活水平日益提高，饮食营养日趋过剩的今天，更应对痛风有所重视。

"痛风"命名的智慧

一个星期五下午，我在浙江省中医药学会门诊部坐诊。某日，护士长向我诉说，她的丈夫得了痛风。我说要管好他的饮食，否则晚餐吃喝不当，半夜就会发作。护士长说，是这么一回事，那天他吃了只甲鱼，过了1个小时就发作，痛得要命。

再说一个案例。姚先生，痛风20年，反复发作，发作间隔时间愈来愈短。他记得很清楚，首次发作是2000年。一伙人聚餐，吃得"天昏地暗"，结果痛风发病了。他说，尽管尿酸高，医生有警告，但聚餐了也就忘乎所以了。有了这次经历，他在饮食上十分谨慎，结果两年不发。但一次一连5天都吃"豆腐饭"，豆制品摄入过多，加上过度疲劳，痛风复发。那次以后，每半年发作一次，直至2012年，几乎每个月都会发作，离不开医生了。

痛风出现的疼痛症状，来也匆匆，去也匆匆，因此痛风有"来去如风"之说。识别痛风也很简单，两个字，一个是"痛"，另一个是"风"。

"痛风"作为一个病名，历代医家多有论述。元代朱丹溪《格致余论》设"痛风论"，指出："痛风者，大率因血受热已自沸腾，其后或涉水或立湿地……寒凉外搏，热血得寒，汗浊凝滞，所以作痛，夜则痛甚，行于阳也。"论述涉及痛风的发病与防治，对痛风的疼痛特点亦有描述。

痛风的痛很有特点，发作之前没有什么征兆，一旦痛起来却非常厉害，可以说是关节病中最疼的一种。很多人会半夜疼醒，感觉像刀割一样。局部的疼痛对温度、触摸、震动极为敏感，只要周围的风微微流动，疼得就更加厉害；如果稍微活动或触碰关节，立即会痛得哇哇大叫；患处不能碰到任何东西，连晚上睡觉被子都不能盖，非得把脚或手伸到外面。

至于疼痛的部位，刚开始的时候，只一个关节，大多数是足部跖趾关节，后来渐渐发展到全身关节，指、趾、腕、肘、踝、膝关节都会发生。

病变关节明显肿胀、充血、皮肤发红、手按之灼热。有的人还觉得发麻，有针刺感、灼热感、跳动感等。发病时，许多患者疼痛无法忍受，只有依靠止痛药来暂时止痛。

风，有来去迅速的特点。发作前无先兆，常于夜间突发关节疼痛，但常有诱发因素，如外伤、手术、长途跋涉后、饮酒过多、食用海产品过多及精神紧张、疲劳、感染等。

痛风发病急骤，痛来如山倒，但消退也快，一般会在数天或一周后自然消失，临床上称为"自限性"。由于这种关节炎不是由细菌感染引起的，使用抗生素治疗无效。

病案治验

　　郑先生，2013年9月17日到浙江省立同德医院就诊。同月24日二诊，之后29日又到杭州胡庆余堂找我开中药。我感到奇怪，药没吃完怎么急着来了？他说考虑到国庆长假，所以今天赶你门诊时间，自费续方，使节假日期间的中药能接续。他今年39岁，痛风9年多。开始是左侧第一跖趾关节肿痛，后来一年多未发作，自以为没事了。但2010年发了两次，2011年、2012年发作更加频繁，今年以来已经发作了4次，除了跖趾关节，踝关节、膝关节、肘关节都曾肿痛过。自诉平时发作时就吃秋水仙碱，疼痛难忍时服用非甾体抗炎药。他身高180cm，体重超过100kg，血尿酸856μmol/L，谷丙转氨酶60u/L，总胆固醇6.01mmol/L。诉说痛风发病前常喝啤酒，最多时一次喝20瓶，几次发病后改喝白酒和葡萄酒了。9月17日喝中药以来，肿痛消除。我劝他国庆假日期间不要喝酒，他连说，喝药，喝药，现在要吃中药保命了。

痛风是"天才疾患"

2005年5月22日的《钱江晚报》每日新闻"发现"专版以"科学家提出5种天才疾患——很多天才都有病？"为题，编译了俄《共青团真理报》的文章，将痛风列为"天才疾患"。

文中指出，在"天才"和"疾病"之间有着一种不可忽视的联系。这是莫斯科精神病研究所遗传学研究室前主任弗拉基米尔·埃夫罗伊姆松通过长期研究得出的科学结论。

"我注意到了，名人中经常有人得一些遗传性疾病。"埃夫罗伊姆松在一次答记者问中说，"于是，我开始更有目的地研究他们的个人经历，结果是相当惊人的。我发现这些稀世之才经常得5种天才疾患。"

关于这5种"天才疾患"，首先是痛风，其次是马方综合征、睾丸女性化综合征、性欲亢进和躁狂抑郁性精神病。痛风的病因为患者的血液尿酸含量增高、关节组织内尿酸盐结晶聚积，使该部位有一种"啮咬"般的疼痛。主要病因是大量吃肉和饮酒过度。

🐚 小贴士

元朝的忽必烈戎马一生，完成了大一统的伟业。忽必烈的妻子察必于至元十八年（1281）先他去世。5年后，他亲自选定的皇位继承人真金早逝。或许由于这些悲剧的刺激，忽必烈开始酗酒，并且毫无节制地暴饮暴食。他的体重迅速增加，越来越肥胖，在晚年患上了痛风。

痛风表现为关节炎急性发作、关节畸形及关节功能异常。血液中的过量尿酸的化学特征与茶及咖啡中所含的咖啡因和可可碱等众所周知的脑力兴奋剂十分相似。一般人体内所含尿酸的正常量为1g左右，痛风患者则为20~30g。

男人特别要提防痛风

男女都会得痛风，但男性的发病率特别高，男女比例是20∶1，也就是说，20个痛风患者中可能19个是男人。这和我的临床所见一致。

原发性痛风发病率具有非常显著的性别差异，男性患痛风的要远远多于女性。但绝经后的妇女与同龄男性的发病率相当。

痛风偏爱男性的原因有两点，一是女性体内雌激素能促进尿酸排泄，并有抑制关节炎发作的作用（停经前的女性极少发病，一般认为是雌激素具有保护作用，所以让女性排出尿酸的能力比较好，因此极少有痛风困扰）。二是男性喜饮酒、赴宴多，喜食富含嘌呤、蛋白质的食物，使体内尿酸增加，排出减少。

有统计资料表明，筵席不断者，痛风的发病率高达30%，常吃火锅者发病率也高。吃火锅多发痛风的原因在于，火锅原料主要是动物内脏及虾、贝类等海鲜，同时吃火锅时多饮啤酒。调查证明，涮一次火锅比一顿正餐摄入嘌呤高数倍，甚至数十倍。一瓶啤酒可使尿酸升高一倍。

病案治验

杭州张先生，65岁。2005年11月13日就诊。高血压10余年，今年1月开始吃降压药，9月26日出现右足跗关节疼痛，后来膝关节痛、左足跗痛，痛时红肿，自查无明显饮食原因，停用降压药，要求在治疗痛风的方药中加用有降压作用的中药。小便短赤，大便秘结，苔白燥，舌质暗红，脉沉实。辨证：湿热痹阻，流注筋髓。治法：清化湿热，凉血活瘀。用药：苍术10g，炒黄柏10g，薏苡仁30g，土茯苓30g，虎杖20g，鸭跖草30g，桃仁10g，泽兰10g，川牛膝9g，防己9g，龙胆草3g，牡丹皮9g，石斛12g，生地黄15g，山楂15g，槐花12g，神曲10g。

女性发病率低，但仍可能发病

相对于男性，女性的痛风发病率要低得多。但是，女性也要防痛风，特别是在绝经以后。

我的学生随诊，勤于记述，曾经写了"为什么年轻女性痛风的发病率那么低，张小姐还是中招了"一文，很好地说明了这个问题。

坐在施老中医旁边看到的痛风患者，大多是肚子滚圆，一看就是营养过剩的样子。这些人几乎无一例外都是男人，这倒是我之前从没有去特别在意的事情，直到那一天，张小姐走进了诊室。

施老中医一看她被搀扶，跷着一只脚，挺痛苦的样子，问她是否得了痛风，她点了点头。施老中医马上说，你这真是"中奖"了！这时我才知道，原来痛风一般都是男人得病，年轻女性的患病概率仅为10%~20%，张小姐今年才26岁，这可不是"中奖"了吗！她是第一次发病，病位在大脚趾的下部。这不明原因的疼痛让她不知所措，最后才想到检查血尿酸，结果是479μmol/L，超过正常值100多，被诊断为痛风。西医照常开了秋水仙碱，一个月后复查血尿酸为345μmol/L。但是疼痛依然存在。施老中医给她开了方子，又给她贴了药丸子，一周后复诊，基本痊愈了。

现在我比较感兴趣的是，为什么年轻女性痛风的发病率那么低，张小姐还是"中招"了？施老中医告诉我，年轻女性痛风的发病率低，全靠雌激素帮忙。如果女性月经很正常，很规律，说明体内雌激素水平稳定，血尿酸始终处在较低水平，痛风自然不会发病。换言之，如果雌激素水平下降了，那么月经也就不正常了，就会比其他女性存在更高的痛风患病风险。而且，当绝经以后，雌激素这道保障就没有了，所以绝经后的女性，患病概率和男性其实是差不多的。

记得我的外婆就得过痛风，当时也是老中医几味药就解决了。所以，不要以为女性痛风的发病率低就掉以轻心，低，不等于无。

说到底，关键还是在饮食上。传统认为相对男性而言，女性酗酒、暴饮暴食者较少，自然摄入富含嘌呤的饮食也少，所以痛风发病率低。但是当今社会这个结论显然已经不是那么绝对了，此时女性更加不能拿之前的低发病率来安慰自己了。

这位张小姐没有家族痛风史，也从来不吃海鲜，不喝啤酒，但是却十分爱吃豆制品，这次发病估计也是坏在这上面了。任何时候，管住嘴、迈开腿，都是不变的真理，男女都一样！

年轻人也要防痛风

在人们的认识中，痛风属于中老年疾病，40~50岁这个年龄段高发，30岁之前的青少年很少患病。但是，现在情况发生了变化，痛风发病年龄出现年轻化的趋势。有人统计，不足40岁的初次发病者比10年前增加了将近30%。有人对2008年1月至2012年2月就诊于北京协和医院普通内科痛风门诊的324例痛风患者进行问卷调查和临床资料收集，痛风青年患者占比54%，甚至超过了中老年患者。

我每年都会到基层中医院坐诊开膏方。那年在永康县中医院，18岁的高三学生小施在母亲的陪同下找我诊治。小小年纪，痛风2年，还有脂肪肝、肥胖。母亲担心的是他的痛风发作影响高考，我说，再不控制饮食、抓紧治疗，对身体影响会很大！

痛风的发病年龄，以40岁以上者为多，儿童、绝经前妇女和30岁以下男性较为少见。这是因为，痛风是尿酸过量生产或尿酸排泄不充分，引起尿酸结晶堆积在软骨、软组织、肾脏及关节处而发病。一般来说，从出生后3天至青春期及妇女围绝经期前，由于肾脏对尿酸的清除率高，血尿酸值较低。近年来，由于生活水平的提高，饮食结构的变化，高嘌呤、高蛋白、高脂肪食物的大量摄入，以及生活方式的改变，痛风的发病年龄逐渐趋于年轻化。

也就是说，痛风与年龄是有一定的关系的，年龄大的人群发病率会比较高，但年轻人也会得痛风，只是概率不是很高而已。像小施这样，痛风伴随着肥胖、脂肪肝，是严重的营养过剩表现，再也不能仗着年轻、代谢旺盛、肾脏的清除率高而"吃老本"了。当务之急是规范治疗，合理调养。

在此分享一个更年轻的痛风患者的病例。

病案治验

　　王男，14岁，浙江浦江人。2014年10月25日就诊。体瘦（身高166cm，体重41kg），平素爱吃豆制品，今年上半年，左跚趾关节肿痛，步行艰难。县人民医院诊断为痛风，服秋水仙碱症状缓解。半个月前踝关节酸胀，查血尿酸460μmol/L。母亲担心他体虚，炖鸭子让他吃，结果吃后酸胀加重，痛风发作。发质干枯，面色暗滞，多发痘疮，口臭，苔薄舌红，脉弦细数。拟方：炒苍术12g，炒黄柏10g，土茯苓15g，姜半夏9g，威灵仙15g，蚕沙（包）10g，桂枝6g，神曲10g，酒地龙10g，虎杖15g，海风藤15g，炒山楂12g，炒鸡内金12g，车前草20g，鸭跖草20g。

年轻痛风患者增多，原因是多方面的，其中最主要的是饮食、生活习惯发生了变化。痛风多见于吃海鲜、动物内脏、肉类多者，有酗酒习惯者，脑力劳动者，以及形体肥胖者。当今社会，年轻人的饮食习惯通常较差，且多缺乏锻炼，体态臃肿，所以说，病患缠身也就不奇怪了。

据统计，在40岁以下的痛风患者中，约85%的人体重超重，而且他们发病前大多有酗酒和嗜好吃肉、动物内脏、海鲜等富含嘌呤的食物的习惯。此外，由于工作压力增加，生活节奏加快，越来越多的人起居无规律，体力活动越来越少，又缺少足够的体育锻炼，这就导致与痛风相关的并发症发生率不断增高，如高脂血症、糖尿病及高血压等心血管疾病。这些疾病往往通过不同机制影响人体尿酸的代谢，使体内尿酸水平升高，出现高尿酸血症而发生痛风。

痛风可遗传

痛风发病除性别、年龄、饮食等因素外，与家族史关系密切。

2004年4月25日，嘉善县外事办公室组织该县的开发商到杭州胡庆余堂参观，其中一位陪同人员就是痛风患者。他姓谢，43岁，诉3天前左膝关节疼痛，查血尿酸493μmol/L，当地医院诊断为痛风。他联想起父亲、弟弟均患此疾，不禁惧怕起来，请我马上开中药。

病案治验

杭州吴先生，40岁。2004年8月15日来诊。形体肥胖，近4年来血压收缩压155~160mmHg。应酬不多，海鲜吃得不多，偶尔喝点啤酒，豆制品吃得多。2个月前吃了较多的蚕豆，2004年6月17日痛风发作。左足踝关节肿痛，血尿酸490μmol/L。经中药调治10天，肿痛消除，但踝关节处无力，时感患处发紧。苔薄黄，质胖，边多齿痕，脉沉实。有痛风家族史，父亲71岁，痛风3年，耳郭处有结石，吃螺蛳就会发病。

杭州胡女士，56岁。2010年8月13日就诊。高血压10年，高尿酸血症10余年，一个月前查血尿酸645μmol/L，痛风反复发作。诉父亲和3个弟弟均有痛风病史，自己去年打球多，痛风多在打球后发病。本次发作持续了10天，左跖趾关节肿大、疼痛，并有口干、便秘。苔薄腻，舌暗红，脉弦细数。治法：养阴泄浊，祛湿行瘀。用药：生地20g，北沙参10g，苍术12g，炒黄柏10g，土茯苓30g，虎杖15g，鸭跖草30g，金银花15g，酒地龙10g，蚕沙（包）10g，川牛膝10g，山楂炭30g，桃仁10g，泽泻10g，鲜铁皮石斛12g，车前草20g，陈皮10g。

杭州蒋先生，60岁。2014年8月17日就诊。2天前痛风发作，现右足大小跖趾关节、左足第一跖趾关节、右踝关节、双膝关节、两耳缘有痛风石沉积。平素爱吃羊肉火锅和海鲜，喝啤酒，一周至少吃两次，牛肉、猪肉等肉类也常吃。48岁时曾突发痛风，服用秋水仙碱作临时处理，后开始服用别嘌呤醇降尿酸。但痛风反复发作，近几年来发作频繁，每月发作三四次。他还告知，其父、伯父二人，同辈四姐妹中的两个，以及侄子和外甥均患有痛风，且多于40岁左右发病。

据研究，痛风与以下几种因素有关。

一是种族。有研究称在新西兰的毛利族成年男性中，痛风发病率高达8%，而在新西兰的白种人中却只有0.5%。

二是遗传。研究表明，痛风是一种遗传缺陷性疾病，具有明显的遗传倾向，有痛风家族史者易患痛风。

三是饮食营养。营养过剩的人比营养良好的人更易患痛风，进食高嘌呤食物为痛风的发病埋下了祸根。吃肉食多的人，比素食的人易患痛风，饮酒多的人比不饮酒的人易患痛风。

四是肥胖。肥胖者多不爱运动，进食肉类蛋白质较多，营养过剩。流行病学调查结果显示，肥胖的人较瘦人更易患痛风。

高尿酸与痛风

现已知晓，引起痛风的主要原因是人体内一种叫尿酸的代谢产物升高，人尿中含有少量的尿酸，故名。

尿酸是食物中的核酸和体内核蛋白、核酸中嘌呤的代谢产物，主要由肾脏排出。血清中尿酸浓度取决于尿酸的生成和排泄速度之间的平衡。

体内嘌呤代谢紊乱，尿酸生成过多或排泄减少，致使血中尿酸含量增高，尿酸盐沉积于关节、关节周围、皮下组织、肾脏、血管壁，就会引起相应的病变。在关节内形成结晶，引发炎症，即痛风性关节炎。

人体血液内含有一定量的尿酸，成年男性血尿酸平均值为$216.7 \pm 59.48\mu mol/L$；女性在生育期为$202.2 \pm 54\mu mol/L$，围绝经期后，血尿酸升高，与男性相当。一般认为，血尿酸男性超过$416\mu mol/L$，围绝经期前妇女超过$357\mu mol/L$具有诊断价值。

以男性为例，血尿酸在$417\mu mol/L$以上的，医学上称高尿酸血症；血尿酸在$476\mu mol/L$以上的，为重度高尿酸血症，是痛风的重要标志。当尿酸生成增多，或者排出减少时，均可引起血中尿酸浓度增高而发生痛风。

尿酸生成增多，有原发的原因，也有继发的原因。原发性原因主要是酶及代谢缺陷，表现为嘌呤代谢过程中，合成酶的活性增加或转换酶部分缺乏，导致尿酸产生过多。继发性原因有嘌呤合成增多、核酸转换增加、嘌呤原料增加等多种情况。

高嘌呤类食物摄食过多是引起尿酸增高的最常见的原因，如动物内脏、瘦肉、豆类、海产品等。特别是吃火锅，在食用大量肉、海鲜等高嘌呤食物的同时饮用啤酒，一方面酒中含有多量嘌呤，另一方面酒中乙醇在体内可分解产生乳酸，乳酸能阻止肾小管分泌尿酸，降低尿酸的排出量，使血尿酸增高。每次喝一瓶啤酒，血尿酸可升高一倍以上，足以导致痛风患者的病情发作。

引起尿酸排出减少的主要是一些肾脏疾病，也有原发与继发的原因。肾脏对尿酸的代谢包括肾小球滤过、肾小管重吸收和再分泌三个过程，其中任何一个环节发生障碍均可导致高尿酸血症。原发性的原因是肾脏对尿酸盐的清除减少，但肾功能正常，属于多基因遗传；继发性的原因多伴有肾脏对尿酸盐清除减少，主要是由于肾功能减退或药物、中毒或内源性代谢产物（如乙醇代谢成乳酸）抑制尿酸排泄，或使其吸收增加。

痛风关节疼痛常有诱发因素，如外伤、手术、长途跋涉、感染、饮酒、食用海产品过多及精神紧张、疲劳等。

> **病案治验**
>
> 诸暨小杨，19岁。2013年7月25日就诊。体重97kg，身高178cm，高尿酸血症3年（2011年09月12日血尿酸891μmol/L、2012年06月24日血尿酸838μmol/L、2012年11月30日血尿酸787μmol/L），痛风2年，右踝、膝、肘关节时有发作，苔浊腻，舌暗，脉弦数。治法：清利湿热。用药：炒苍术12g，炒黄柏10g，土茯苓15g，防己10g，虎杖15g，鸭跖草20g，车前草20g，姜半夏10g，红花6g，桃仁10g，蒲黄炭10g，山慈菇10g，泽兰10g，神曲10g，焦山栀10g，青皮10g，陈皮10g。2013年8月8日二诊：原方加炒地榆20g，石斛（先煎）10g。2013年8月22日血尿酸668μmol/L，体重84kg，苔根部浊腻，舌暗，脉弦实。原方去神曲，加炮山甲粉（吞服）1g。

高嘌呤食物与痛风

嘌呤是细胞核中的一种成分，只要含有细胞的食物就含有嘌呤，动物性食品中嘌呤含量较多。海鲜尤其是贝壳类海鲜含有大量的嘌呤，这种蛋白质经过分解会变成尿酸。

啤酒中含有嘌呤分解代谢的重要催化剂——维生素B_1，如食用海鲜时饮入大量的啤酒，便会在人体内发生化学反应，血中的尿酸含量激增，并因失去平衡而不能及时排出体外，尿酸沉积在关节或软组织中，会使关节炎加重，或引起软组织发炎而导致痛风。

一般缓解期或慢性期的患者将嘌呤的摄入量控制在每日100~150mg，通常可以有效地预防痛风的发生。痛风患者要了解食物的嘌呤含量，进食时有意识地避开含嘌呤高者，食用含嘌呤低的食物。通常以每100g食物中嘌呤的含量作为描述嘌呤的单位。

海鲜类中的沙丁鱼为93.9mg，虾达到了112.3mg。相对来说，淡水鱼的含量要低得多。

动物内脏的嘌呤含量也很高，尤其是肝脏，嘌呤含量高得惊人：牛肝为101.8mg，猪肝为128.2mg，鸡肝为147.6mg。其他部位的肉类的嘌呤含量也较高，如欲食用，可煮汤后吃肉，切勿喝汤。

酒类饮品中含有较多的嘌呤类物质，每瓶啤酒约为43.4mg。对于喜欢饮酒的人，从啤酒中吸收的嘌呤量是不可忽视的。酒类中，嘌呤的含量从高到低依次是啤酒、白酒、葡萄酒。

另一类高嘌呤食物是蔬菜，大豆的嘌呤含量为84mg，黑豆、扁豆、豌豆的含量也较高。其他蔬菜中，干香菇的含量甚高，达到186.1mg；菠菜、蘑菇、黄花菜、花生等嘌呤的含量也较高，痛风患者也要尽量注意。

王先生，58岁，杭州西湖区转塘人。2012年6月1日就诊。痛风18年，首次发作时左踝关节肿痛，因喝啤酒、吃湖蟹后发病。今年以来，痛风发作三四次，现在每天要吃3粒布洛芬。苔薄腻，舌质红，脉沉弦。治法：清利湿热，通络行瘀。用药：苍术12g，炒黄柏10g，土茯苓30g，怀牛膝15g，虎杖15g，鸭跖草30g，桃仁10g，泽兰10g，威灵仙12g，桂枝9g，山楂炭20g。

血中尿酸水平的高低受种族、饮食、习惯、年龄、体重以及体表面积等因素的影响。一般而言，尿酸水平随年龄增加而增高，尤以女性绝经后更为明显。以下几类人要注意定期体检，密切关注血尿酸浓度。

①60岁以上的老人；

②肥胖的中年男性及绝经后的女性；

③高血压病、动脉硬化、冠心病、脑血管病患者；

④糖尿病（主要是2型糖尿病）患者；

⑤原因未定的关节炎，尤其是中年以上的患者；

⑥肾结石，尤其是多发性肾结石或双侧肾结石患者；

⑦有痛风家族史者；

⑧嗜好肉食类，并有饮酒习惯的中年人。

急性痛风性关节炎的诊断标准

对于痛风，西医立足于寻找病源。经过漫长的寻找，科学家从显微镜中发现痛风结节内有一种结晶。而后又从痛风患者的血液、皮下组织和关节软骨沉积物中查出尿酸盐。

目前诊断痛风，多采用1977年美国风湿病协会制订的急性痛风性关节炎的分类标准，主要有3条。

1.滑囊液中查见特异性尿酸盐结晶；

2.痛风石经化学方法或偏振光显微镜检查，证实含有尿酸钠结晶；

3.具备下列临床、实验室和X线摄片征象等12项中6项者。

①1次以上的急性关节炎发作；

②炎症表现在1天内达到高峰；

③单关节炎发作；

④患病关节皮肤呈暗红色；

⑤第一跖关节疼痛或肿胀；

⑥单侧发作累及第一跖趾关节；

⑦单侧发作累及跗骨关节；

⑧有可疑的痛风石；

⑨高尿酸血症；

⑩X线摄片检查示关节非对称性肿胀；

⑪X线摄片检查示骨皮质下囊肿不伴骨质侵蚀；

⑫关节炎症发作期间关节液微生物培养阴性。

中医的痛风诊断标准

痛风的中医诊断标准，主要采用国家中医药管理局发布的《中医病证诊断疗效标准》中痛风的诊断依据、证候分类、疗效评定标准。

1. 诊断依据

①多以单个趾关节猝然红肿疼痛，逐渐痛剧如虎咬，昼轻夜甚，反复发作。可伴发热，头痛等症。

②多见于中老年男子，可有痛风家族史。常因劳累、暴饮暴食、吃含高嘌呤饮食、饮酒及外感风寒等诱发。

③初起可单关节发病，以第一趾关节为多见。继则足踝、跟、手指和其他小关节，出现红、肿、热、痛，甚则关节腔可有渗液。反复发作后，可伴有关节周围及耳郭、耳轮和趾、指骨间出现"块瘰"（痛风石）。

④血尿酸、尿尿酸增高。发作期白细胞总数可升高。

⑤必要时行肾B超扫描、尿常规、肾功能等检查，以了解痛风后肾病变情况。X线片检查可示软骨缘邻近关节的骨质有不整齐的穿凿样圆形缺损。

2. 中医证候分类

①湿热蕴结：下肢小关节猝然红肿疼痛，拒按，触之局部灼热，得凉则舒。伴有发热口渴、心烦不安、尿黄。舌红，苔黄腻，脉滑数。

②瘀热阻滞：关节红肿刺痛，局部肿胀变形，屈伸不利，肌肤色紫暗，按之稍硬，病灶周围或有块瘰硬结，肌肤干燥，皮色暗黧。舌质紫暗或有瘀斑，苔薄黄，脉细涩或沉弦。

③痰浊阻滞：关节肿胀，甚则关节周围水肿，局部酸麻疼痛，或见块瘰硬结不红。伴有目眩，面浮足肿，胸脘痞满。舌胖质紫暗，苔白腻，脉弦或弦滑。

④肝肾阴虚：病久屡发，关节痛如虎咬，局部关节变形，昼轻夜甚，肌肤麻木不仁，步履艰难，筋脉拘急，屈伸不利，头晕耳鸣，颧红口干。舌质红，少苔，脉弦细或细数。

3. 中医疗效评定

治愈：症状消失，实验室检查正常。

好转：关节肿胀消退，疼痛缓解，实验室检查有所改善。

未愈：症状及实验室检查无变化。

痛风易侵犯哪些关节

痛风多于夜间突然发作，表现为剧烈疼痛，第一跖趾关节常最先被侵犯，其次是踝、膝、手、腕部关节。

疼痛后数小时关节红肿、发热、僵硬，同时全身体温上升至38~39℃，并伴有头痛、心慌等全身症状。血常规示白细胞增高，红细胞沉降率也会加快。

疼痛常于3~7天内消失，肿胀也随之消退，关节功能恢复正常，除局部皮肤脱皮和色素沉着外，通常不留痕迹。之后遇诱发因素会再次发作。

痛风反复发作后，会导致关节畸形、皮肤破溃，有白色粉团状的尿酸盐结晶排出，终致伤口不愈合，永久性关节疼痛、僵硬乃至畸形。

> **病案治验**
>
> 安徽宣城翟先生，52岁。2010年10月3日初诊。痛风10余年，先是跖趾关节肿痛，而后是踝关节，两足交替发病，两膝、腕关节均曾发作，发作时有明显的关节肿痛。他说，这病是父亲传给他的，据说其父及一兄一弟，均患此病。此次就诊，左腕关节肿痛，按之痛，苔白腻，舌暗淡，脉沉细数，血尿酸660μmol/L。治法：祛湿化浊，活瘀行痹。用药：苍术12g，炒黄柏10g，土茯苓30g，虎杖20g，金银花12g，牛膝12g，泽兰10g，积雪草30g，车前草30g，鸭跖草30g，陈皮10g，延胡索30g，酒地龙9g。应其要求另拟一方，用药：制胆南星、苍术、酒黄柏、川芎、神曲、桃仁、桂枝、西红花、三七粉、炮山甲、石斛、全蝎、鸡内金，制丸作为缓解期巩固性治疗。

痛风还有一个发病特点，曾经有损伤的关节处容易发病。邪之所凑，其气必虚。有劳伤病史处，即是"虚"之处所，易受风寒、寒湿、劳损、饮食的影响，痛风发病，此处先有肿痛表现，且病痛发作之初，此处多有酸胀、隐痛、肿胀的感觉。

> **病案治验**
>
> 陈男，45岁。浙江上虞人。2022年8月19日就诊。自述常打羽毛球，肘关节时有不适。痛风15年，今年发作2次，右踝关节肿痛，肘关节痛风石明显，手足不温，苔薄腻，舌暗淡质润，脉弦细。治法：化湿温阳。用药：苍术12g，酒黄柏9g，土茯苓20g，猫

须草30g，川牛膝9g，桂枝6g，红曲9g，附片15g，蒲黄炭9g，酒川芎9g，车前子（包）15g，红芪20g，酒地龙9g，炒陈皮9g，威灵仙12g，羌活9g，防己12g。

有痛风石，选鞋子要大一码

在一次台州商会迎国庆答谢晚宴上，面对餐桌上的海鲜，企业家问这样吃行不行。我说，难得应酬一次，不必多虑，但餐餐如此肯定是要得病的。我从手机上翻出老乡金先生的痛风石照片，大家望着这大如核桃的肿物，为之震惊，纷纷说平时的饮食保健太重要了。

许先生，35岁，跑供销的，终年在省外跑业务，平时应酬多，常在餐馆吃饭。春节难得几天在家里，陪家人，接待客人，天天猛吃海饮。渐渐觉得自己的脚"大"了起来，穿鞋有点紧。几天后的一个晚上，他被一阵阵的剧痛痛醒，结果一夜未睡。第二天早上起来，足拇趾红肿疼痛，连鞋也穿不进。在家人的帮扶下，打车上医院看医生。

周大爷，73岁，有四五年的痛风史。他说，开始两年每年发作一次，后来发作时疼痛不明显，但足拇指还是慢慢地大起来了。观察他的脚，发现拇指处明显突出，鼓起处皮肤发暗。我说，这是第一跖趾关节的位置，是痛风性关节炎最容易犯病的地方。

为什么？这与该关节所处位置有关。它处于肢体末端，皮下脂肪少，血液循环差，局部温度低，易受伤，易受凉，尿酸盐容易析出、停着，有50%~90%的痛风性关节炎，会出现第一跖趾关节肿痛。

痛风发作一次过后，关节炎症消除了，看上去和正常人没有什么区别，但尿酸结晶并没有消失。几次急性发作之后，结晶不断沉积，会逐渐形成痛风石。痛风石最多见于耳轮，也常见于足拇指、手指、腕、膝、肘弯处，隆起于皮下，大者如栗，小者如豆，皮色不红，壁硬如石，可破溃流出白色膏状物。痛风石会破坏周围的软组织和骨质，造成关节软骨及骨质侵蚀破坏，反应性增生，关节组织纤维化，出现疼痛、肿胀、强直、畸形，甚至骨折。

对于因为痛风石引起的肿大关节，穿鞋子需要"顺着它"，要选宽松一点的。大爷指了指穿着的鞋子说，我原来穿42码的，现在要选43码了，还要选鞋型宽、足背高的，否则每天都会不舒服。我说，你还要注意防潮和保暖。足拇指受力多，且生理上血供差，容易造成组织缺氧，防潮和保暖有于改善血液循环，对痛风防治有帮助。

内蒙古巴彦淖尔市临河区刘先生，58岁。形体肥胖10年，体重95kg，身高176cm。1992年开始左足拇指，继而两足拇指疼痛，每半年左右发作一次，近一年来发作频繁，两足第一跖骨小头变形已五六年，明显外突，如栗子一般，原来穿43号的鞋子，现在必须穿44码，否则局部疼痛难忍。来杭旅游时，女儿陪同其前来求治。开立中药14剂，当日配药后，由药店代煎，次日开始服用，同时去厦门旅游，未见异常。按以往规律，这段时间会发病，但服药期间病情得到了控制，感到治疗已有效果。由于要回内蒙古，提前复诊，当日来到浙江省中医药学会门诊部要求开药。又14剂。结束旅游回内蒙古后，其女发来邮件，信中说5月20日服完所配中药，停药观察一个月，未再出现痛风症状，原发的踝关节和足拇指已无不适，可自如活动。

痛风的伴随疾病

我曾治疗过一位来自绍兴的患者，李先生，男，55岁。2005年1月2日来诊。诉说肥胖20多年，半年来痛风发作6次，发则跖趾关节、膝关节、指关节疼痛，一直在服用秋水仙碱和别嘌呤。他的特点是集痛风（血尿酸507μmol/L）、肥胖症、高脂血症（甘油三酯3.38mmol/L）、高血压病、糖尿病（尿糖11.29mg/dl）、脂肪肝于一身。有嗜酒史，经常在饭店吃饭。苔黄腻，舌红，质胖，边有齿痕，脉濡数。辨证：湿浊壅盛，内生郁热。治法：清化湿热，搜风活瘀。用药：炒苍术10g，炒黄柏10g，薏苡仁30g，车前子（包）20g，骨碎补18g，胆南星12g，萆薢12g，酒地龙10g，龙胆草3g，泽兰10g，虎杖18g，鸭跖草30g，桃仁12g，蜂房10g，郁金10g。同时配合散剂，用药：炒黄柏50g，地龙50g，西红花30g，炮山甲30g，制马钱子10g。研粉，装胶囊，每日2次，每次5粒。2005年1月16日复诊：痛风症状缓解，拘挛松解。2005年2月27日三诊：进药以来，症情曾得控制，停药一周后，又见发作，这次是因吃虾油卤鸡而发，夜间突发多关节疼痛，两大腿肌肉抽痛，自行按原方配药7剂，病症有所缓解。苔白腻罩黄，舌淡，质胖、湿润，边有齿痕，脉濡数。血尿酸474μmol/L。继前法。2005年3月20日四诊：病情稳定，自觉无特殊不适，大便溏薄，日二行。苔黄腻，舌质胖，湿润，边有齿痕，脉弦滑右大。拟温脾祛湿泄浊。

从李先生的案例可以看出，痛风患者常伴随多种疾病，如肾结石、高脂血症、肥胖、高血压病、糖尿病等。

肾结石

痛风发作后，疼痛缓解了，但不规范治疗的话，尿酸盐结晶会沉积在关节和肾脏，导致急性痛风性关节炎发作，出现肾结晶、肾结石，导致腰腹部疼痛、肾绞痛、血尿等。治疗时需要给予解痉止痛，同时配合降尿酸，碱化尿液治疗。平时要多喝水，多排尿，可以减少尿中结晶的沉淀。

福建张先生，27岁，2011年11月6日就诊。诉痛风两年有余，本次发作2个月，基本上每天均有疼痛，左膝关节痛，两肩关节亦多发疼痛，左侧腰痛。苔薄腻，舌红，脉弦细。血尿酸589μmol/L，B超示：双肾结石。治法：祛湿泄浊，散结行滞。用药：制胆南星10g，苍术12g，酒黄柏10g，桃仁10g，威灵仙15g，川牛膝15g，桂枝6g，红花6g，海金沙10g，鸡内金15g，虎杖15g，土茯苓30g，山楂炭30g，泽兰10g，车前草30g，制大黄10g，鸭跖草30g，延胡索10g，蒲黄炭10g。2012年12月23日，张先生从福建出差来杭州，自述10天前复检，双肾未见异常，血尿酸458μmol/L。以原方出入巩固疗效，14剂。2013年4月11日发来邮件："尊敬的施医生您好！我是福建的一位痛风患者，自从吃了您开的中药以后，现在血尿酸已经降至正常水平了，脚也不酸痛了，肾结石也没有了。"

高脂血症

痛风患者中有75%~84%合并高脂血症。甘油三酯升高程度与血尿酸含量升高呈正相关。规范治疗后，在降尿酸的同时，血脂也会明显下降，甚至会先于尿酸下降。

病案治验

绍兴王先生，55岁，肥胖20多年，因痛风半年内连续6次发作前来求治。诊见跖趾关节、膝关节、指掌关节肿痛。苔黄腻，舌红质胖，边有齿痕，脉濡数。服用汤药7剂之后，我给他开了一剂膏方，以上中下痛风方与二陈汤合方，祛痰除湿，泄热化浊。因为有效，王先生连续6年吃膏方调治。

肥胖

痛风患者平均体重超重18%~30%，有研究发现，血尿酸盐含量会随人体体表面积的增加而升高。痛风与肥胖并存与摄食超量有一定联系，普查资料证实，高尿酸血症发生与肥胖呈正相关。

病案治验

张先生，49岁。2011年2月19日就诊。形体肥胖，中度脂肪肝、糖尿病、高血压病、高脂血症。正月初三夜间痛风发病，右跖趾关节疼痛，血尿酸391μmol/L，左上肢麻木，体重85kg，身高168cm。苔薄腻，舌红，脉弦实。治法：祛湿泄浊，祛痰通痹。用药：陈皮10g，姜半夏10g，苍术10g，白术10g，土茯苓30g，制胆南星10g，酒黄柏10g，川芎10g，神曲10g，桃仁10g，威灵仙15g，防己10g，桂枝10g，虎杖20g，鸭跖草30g，薏苡仁30g，红花10g。

高血压病

痛风患者中约有40%~50%合并高血压病，更多患者伴有波动性高血压。通常多在急性痛风性关节炎发作后血压开始升高，常在40岁以后发病。高血压患者中高尿酸血症发病率高于一般人群，在未治疗的高血压患者中约占58%。

病案治验

衢州刘先生，82岁。2011年9月25日初诊。高血压病10余年，服用硝苯地平治疗。常喝白酒，喜吃香菇、豆制品，高尿酸血症两三年，最近饮食已有所控制。今年8月上旬突发右足掌肿痛，服西药后，右膝上至腹股沟处疼痛，大小便正常。苔薄浊腻，舌暗红，质干，脉沉弦数。治法：祛湿泄浊，解毒通痹。用药：制胆南星12g，苍术12g，酒黄柏10g，桃仁10g，威灵仙15g，防己10g，桂枝

6g，虎杖15g，土茯苓20g，鸭跖草30g，车前草30g，炒鸡内金12g，石斛（先煎）12g，山楂炭30g，蒲黄炭10g，地榆20g，大黄（入煎）6g。

糖尿病

痛风合并显性糖尿病者占总体的3%~35%，糖耐量异常者占总体的21%~73%。反之，在糖尿病患者中有1%~9%患有痛风性关节炎，2%~50%患有高尿酸血症。国外学者认为，肥胖可诱发高尿酸血症和糖尿病，故将肥胖、痛风、糖尿病定为三联征。然而，亦有流行病学调查结果认为血糖浓度与血尿酸盐浓度无相关性。

方先生，76岁，杭州重机厂退休职工。2006年6月12日就诊。痛风、高血压病10余年，糖尿病六七年。近四五年来，每逢黄梅天都会发作，左手食指、中指指关节疼痛。3天前吃甲鱼后发作，指关节肿痛发作，疼痛难忍，叫喊不止，小便短赤，血尿酸640μmol/L，苔白腻，舌质胖，脉弦实。治法：祛湿活瘀。用药：炒苍术12g，酒黄柏10g，薏苡仁30g，土茯苓30g，虎杖15g，桃仁10g，泽兰10g，红花6g，海风藤20g，川牛膝15g，杜仲15g，皂角刺15g，山楂炭20g，胆南星9g，车前子（包）10g。

痛风对肾脏的伤害

痛风通常分为四期。

①无症状期：仅有高尿酸血症而无症状。

②急性期：以急性关节炎为主，第一次发作病变发生在足拇指关节者占60%。

③间歇期：两次发作期间有一静止期，一年内复发者占62%。

④慢性期：此期间主要表现为痛风石、慢性关节炎及痛风性肾炎。

尿酸沉积于结缔组织形成痛风石，平均出现时间为10年，经过10~20年累及上下肢多个关节，可出现假性类风湿关节炎。

急性关节炎期可持续数天到数周，关节可还原。但是，关节炎常常反复发作，间隔期越来越短，最后关节炎进入慢性期。由于关节炎频繁发作，尿酸盐在关节内沉着增多，关节肿胀持续不能消失，关节畸形或僵硬，关节活动受到限制。

虽然痛风多表现为关节的症状，但属于全身性疾病，如果不及时治疗，会影响内脏器官，最多见的是肾脏受累。

人体每天2/3的尿酸是由肾脏排泄的，尿酸含量高就会加重肾脏的负担。此外，尿酸的结晶也会沉积在肾脏中，形成肾结石，最终导致不可逆转的肾功能损害，形成痛风性肾病，甚至可能发生肾衰竭。还可以累及血管壁，引起高血压等心血管疾病。

某年8月12日，我曾在永康市中医院遇到了一例痛风重症患者。

患者王先生，是在家人的搀扶下走进诊室的。他形体消瘦，精神萎靡，动作呆滞，行走无力。当他伸手时让我诊脉时，大家都发出惊讶声："手怎么成这个样子了？"他两手指、掌背、手腕长满结石，有如核桃的，有如栗子的，大大小小不计其数；左手中指处发黑，说是取结石手术后留下的，取了又生，再生的皮肤因为腐烂变黑。他还伸出两脚说："这里的结石还要大得多。"果然，两足拇指外侧，结石突出如鸡蛋。他面戴口罩，在我的要求下取下后，只见面色发黑，眼眶深凹，颧骨嶙突，下巴瘦削。

查他先前住院病历，疾病诊断：①慢性肾脏病5期；②内瘘术后；③维持性血液透析状态；④尿毒性脑病；⑤肾性贫血；⑥痛风；⑦痛风肾；⑧痛风石；⑨肺结核。

王先生说他大概在2001年开始痛风发病，最近几年反复住院，目前正在住院做透析，今天听说杭州治痛风的专家来了，特地从医院赶过来的。

病至慢性肾脏病5期，是双肾功能不可逆性的衰竭，已经到达尿毒症期了，只能依靠透析生存，基本上就是住院度日了。在治疗的过程中，许多痛风患者会向我"讨价还价"：吃了一个月的中药了，是否能停药了？现在不痛了，是否可以喝酒了？我会说，得了这个病需要终身的健康管理，否则，病情看似稳定了，但结石照样生成，积于肾生肾结石，积于手足可致关节功能障碍。王先生从痛风发病到目前的危重征象也不过10余年。这里介绍他的病例，希望能引起痛风患者的重视。

治病，讲究未病先防，犹如治世，未乱先治。痛风者要随时注意自身血尿酸的波动，控制好饮食，采取有效措施把高尿酸降下来，避免尿酸结晶堆积，形成结石。

病案治验

　　周先生，63岁，杭州人。2020年4月28日就诊。诉痛风已有15年以上了，当时在织布厂供应科工作，应酬多，吃喝忙，两足拇指关节肿痛，吃双氯芬酸钠有效，未规范治疗。去年11月，一连3天盗汗，每天要换五六次衣服，快速消瘦，体重由原来87kg一下子降到58kg。医院检查为肾肿瘤，行左肾手术切除。手术后痛风反复发作，两手指关节肿胀，活动不利，右踝关节肿痛。今由家属搀扶，拄杖前来就医。家就在医馆旁边，短短几百米的路，走了20分钟。好饮酒，现在酒不敢喝了，但甲鱼、鲫鱼不时会吃一点，一吃就发病。苔浊腻，舌暗红，脉弦数。治法：温肾祛湿浊，活血行瘀滞。用药：炒苍术12g，炒黄柏9g，土茯苓30g，桂枝6g，淫羊藿12g，防己12g，羌活9g，桃仁12g，红花5g，生鸡内金15g，神曲15g，忍冬藤炭30g，炒杜仲15g，炒续断15g，炒薏苡仁30g。

降压药与痛风

　　杭州沈先生，76岁。2012年心动过缓（38次/分），血压收缩压超过200mmHg，装有起搏器，服用氯沙坦钾片，血压一直稳定，尿酸不高。后来改用厄贝沙坦氢氯噻嗪片，服用2年后血尿酸升高，曾高至800μmol/L。他说自己亲身体验到降压药带来了高尿酸和痛风。

　　从事儿童保健工作的潘先生，退休3年。2011年6月11日找我诊治。我说，你从事保健工作的，应该知道饮食要注意了。他说，我知道痛风与饮食有关，但我的病应该与高血压病服降压药有很大关系。潘先生持续服用"北京降压0号"、阿司匹林5年，痛风去年发病，今年第二次发作，持续2个月。他也承认，原先多吃海鲜、豆制品，本次因食用豆制品发作，右跗趾关节红肿热痛，影响行动。苔黄燥，舌质暗，脉沉弦。体重70kg，身高166cm，血脂高。治疗用药考虑高血压因素，重用金银花、牡丹皮、牛膝、大黄、地龙等清热降浊之品。

　　因服用高血压药引起痛风的案例很多，确实引人深思。

　　据研究，高血压病会引起大血管病变、微血管病变，使组织缺氧，血乳酸水平升高，使肾小管分泌尿酸被抑制，且体内尿酸合成增加，肾脏清除减少，所以会引起痛风发病。研究表明，高血压病患者患痛风的可能性较血压正常者高10倍。而长期使用噻嗪类利尿剂，会造成血容量减少，使尿酸重吸收增加，引起高尿酸血症。长期的高尿酸血症，在一些诱因作用下引起痛风急性发作。潘先生服用的"北京降压0号"中就含噻嗪类利尿剂，会引起血尿酸升高，诱发或加重痛风。有人统计200例住院高尿酸血症患者，其中20%是利尿药所致，而且绝大部分与使用噻嗪类利尿药有关。

痛风和高血压病伴发的概率很高，据统计，10%~20%的高血压病患者伴发痛风，而痛风伴有高血压病者则高达30%以上。高血压病患者血尿酸水平常高于正常人，当痛风和高血压病同时存在时，冠心病等其他心血管疾病发生的危险性比血尿酸正常的高血压病患者高3~5倍。使用利尿剂治疗的高血压病患者中，有40%~50%的患者伴痛风。

噻嗪类利尿药不但阻碍尿酸排泄，还影响嘌呤、糖、脂质代谢，所以高血压病伴发痛风、糖尿病、高脂血症等病的患者，尽量不要长期用含排钾利尿的药物。可以选用保钾利尿，如螺内酯、氨苯蝶啶等，这类药均有降压、降尿酸的双重作用。建议使用对肾脏有保护作用的血管紧张素转换酶抑制剂或血管紧张素Ⅱ受体拮抗剂。有报道称，氯沙坦是目前唯一能够在降低血压的同时降低血尿酸水平的血管紧张素Ⅱ受体拮抗剂。其降压作用平稳、持久，对心率、血糖、血脂无明显影响，对心脏、血管、脑、肾脏有保护作用，且咳嗽的发生率很低。其作用机制是通过促进尿酸的排出，使血尿酸水平下降。

病案治验

家住杭州的吴先生，75岁。2005年10月9日就诊。高血压病20多年，常年服用降压药，具体不详。去年上半年痛风发作，左足跖趾关节肿，本次发作持续1个月，左足跖趾关节肿痛影响走动，腰痛，血尿酸518μmol/L。苔薄腻，舌暗红，脉弦细。治法：泄浊活瘀。用药：苍术10g，炒黄柏10g，薏苡仁30g，土茯苓20g，车前子（包）10g，虎杖15g，鸭跖草15g，桃仁10g，泽兰10g，独活20g，秦艽10g，砂仁（后入）6g，鸡内金10g，川牛膝10g，山栀子6g。

金哲明，男，52岁。2008年6月29日初诊。高血压1年余，服用珍菊降压片，1月前痛风发作，血尿酸472μmol/L，右足跖趾关节肿痛，喉间痰阻。苔浊腻，舌质暗，脉沉弦。治疗以清泄为先。用药：苍术12g，炒黄柏10g，川牛膝15g，桃仁12g，泽泻10g，土茯苓20g，鸭跖草30g，虎杖20g，忍冬藤30g，生地黄30g，皂角刺15g，车前子10g，山楂炭30g，泽兰10g，石斛（先煎）12g。

痛风与寿命

我在"老中医施"微信公众号上接连发了几篇有关痛风的文章，引起了许多网友的关注。一天，一位来自萧山的网友带着痛风多年的父亲让我诊治，她希望我在饮食方面多做劝导，以期引起父亲的高度重视。这位孝顺的女儿说，看到父亲痛风发病时的痛苦，真是心痛，但病情好转后父亲又会喝酒、吃海鲜，真担心病情反复，影响到寿命。

我告诉这对父女，对于痛风来说，治疗固然重要，更多的是需要自我保健，做好健康管理。如果能使血尿酸长期稳定在正常范围内，避免痛风性关节炎的急性发作，不出现痛风石和肾脏损害，则完全可以享受与正常人一样的寿限和生活。但如果饮食不加控制，长期过量摄入高嘌呤食物，尿酸结晶在体内慢性沉溶和积累，人体组织结构功能反复伤害，就会导致免疫功能改变，代谢系统失常，则难免影响寿命。

痛风患者出现下列情况，要特别引起重视：

①长期血尿酸高于正常，并出现痛风石，尤其是多个痛风石或发生破溃，引起肾脏损害及肾功能减退；

②痛风性关节炎频繁发作，关节已发生畸形及功能障碍，影响正常活动，致使患者长期卧床；

③伴有高血压病、高脂血症、动脉硬化、冠心病及糖尿病等。

世界卫生组织曾有"痛风患者的平均寿命比正常人要少10~20年"的结论。作为医生，作为痛风研究学者，我对陈大哥强调的，也是写下本书的初衷：痛风有时候也是致命的，希望患者能够高度重视！

求治中的困惑

　　本章介绍痛风的治疗，共21题。得了痛风，看中医还是西医？西医有痛风炎症干扰药，降尿酸药；中医讲辨证，分型施治，证变药随，灵活变通。治疗中要慎用泻药，更要提防所谓的"痛风药"。为什么常规用量不止痛，有时还会在用药后疼痛加重，服药何时休，到底有没有长效药，痛风石能治好吗，冷敷好还是热敷好，可从书中求解。痛风治疗最好是内服外用双管齐下，配合熏洗，还有简便验方可选用，缓解期服用痛风膏、散剂，喝点代茶饮。

看中医还是西医

目前，对痛风没有根治药物。药物治疗的目的在于尽快终止关节炎急性发作和预防急性关节炎复发，预防和治疗尿酸盐在关节、肾脏等组织中沉积，预防尿酸性肾结石，治疗高血压病、高脂血症、糖尿病等并发症。

西药有痛风炎症干扰药和降尿酸药两大类，共6个类别。

痛风炎症干扰药分秋水仙碱、非甾体抗炎药类和肾上腺皮质激素类3个类别；降尿酸药分尿酸促排药、抑制尿酸生成类和具有双重药理作用类（兼有降糖作用的尿酸促排药、兼有降脂作用的尿酸促排药、兼有降压作用的尿酸促排药）3个类别。

中医按证候分类，将痛风归纳为湿热蕴结、瘀热阻滞、痰浊阻滞和肝肾阴虚等不同证型。急性发作期，根据发热、头痛、关节明显红肿胀痛的症状，辨证多属湿热蕴结，治以清热利湿，祛风通络，用苍术、黄柏、薏苡仁、川牛膝等。慢性期，根据关节疼痛反复发作，灼热明显减轻，关节僵硬、畸形、活动受限的特点，配用调理气血、补益肝肾的中药，如黄芪、续断、生地、当归、白芍等。此外，青皮、陈皮、金钱草等有碱化尿液和促进尿酸溶解作用，鸭跖草、土茯苓、萆薢、秦艽、泽泻，兼有降尿酸和利尿作用，均可对证选用。

病案治验

周先生，57岁，杭州某医院医生。2005年12月2日初诊。脂肪肝四五年，高血压六七年，长期服用吲达帕胺（磺胺类利尿剂）。今年7月，发觉左侧跖趾关节疼痛，不重，数日后缓解。近20天来出现右侧跖趾关节肿痛，曾服用别嘌呤醇、秋水仙碱，疼痛减轻，局部有牵拉感。每早自制豆浆饮用，天天吃咸菜炒毛豆，蚕豆、笋干豆吃得较多，啤酒喝得不多。血尿酸524μmol/L。体重81kg，血压控制在130/90mmHg左右，口腻，喉间痰阻。苔白腻，舌红，脉弦细数，关脉独大。周先生是一名医生，他找我的目的是想了解中医有什么特效方法对付痛风。我对他说，先考虑调整高血压药，注意饮食，这才是最有效的控制发病的方法。

痛风炎症干扰药

秋水仙碱

用于治疗急性痛风，对痛风具有选择性抗炎作用，可干扰尿酸盐微晶体炎症反应。为痛风尤其是重症急性发作的首选药物，能使90%以上患者的疼痛和炎症在12h内开始消退，24~48h消失。用法：口服，首剂0.5~1mg，其后0.5mg/2h，直到疼痛缓解或出现严重胃肠反应不能耐受时，改为维持量0.5mg。一般在10~12h内服用5mg，胃肠反应不大，效果甚佳。最大耐受量不宜超过6~8mg。副作用：腹痛、恶心、呕吐、腹泻等胃肠反应，常于症状缓解时出现。严重者可发生出血性胃肠炎。少数病例用药后可引起白细胞减少、再生障碍性贫血、脱发和肌病。

病案治验

李先生，82岁，2014年6月14日就诊。痛风近20年，最先是右足跖趾关节痛，后来多关节发病，发作时处理方法是吃秋水仙碱，不痛后停药。但每发作一次病情加重一次，以至右跖趾关节大如核桃，左手指变形，难以屈伸。现服秋水仙碱2片、双氯芬酸钠1片，疼痛才能缓解。李先生高血压病20年，服用降压药苯磺酸氨氯地平、盐酸贝那普利，血尿酸562μmol/L。最近一次发作是一周前，左足踝关节痛，吃西药无效。苔薄腻，舌红，脉弦。治法：祛湿热，行瘀阻。用药：苍术10g，炒黄柏10g，川牛膝12g，防己10g，蚕沙（包）10g，虎杖15g，鬼箭羽15g，地龙10g，蜈蚣2条，威灵仙15g，胆南星10g，红花6g，蒲黄炭10g，延胡索10g，制草乌（先煎）3g。

非甾体抗炎药

非甾体抗炎药用于治疗大多数急性痛风都非常有效。此类药物的副作用比秋水仙碱小，即使在发作开始后数日给药亦有效。但也因副作用而受到限制，最常见的副作用是胃肠反应和肾脏损害。

以消炎痛（吲哚美辛）为例，治疗痛风急性发作，常用每次5mg，每日3~4次，至症状明显改善后减为每次2.5mg，每日3~4次。可使90%患者关节痛在2~4h内减轻。

其他如羟基保泰松、布洛芬、甲氧萘丙酸、吡罗昔康、酮洛芬、甲氯灭酸等治疗急性痛风都有效。开始时均应用全治疗量，至临床症状明显改善后减量至完全停药。

王先生，61岁，浙江天台人。2009年4月6日初诊。军人出身，曾有右膝跌伤半月板受损，遇天气变化即有胀痛不适感觉。痛风17年，首发于右膝关节，后来右侧跖趾关节也多发作。血尿酸曾高达600μmol/L，首次发作服用秋水仙碱有效，萘普生亦有效，之后发作再用无效。诉说右跖趾关节肿痛已有三四个月，2天前突发右膝关节肿痛，右膝内侧压痛。苔根浊腻，舌质暗红，脉弦涩。治法：化湿活瘀。用药：苍术12g，炒黄柏10g，桂枝6g，炒薏苡仁30g，土茯苓20g，川牛膝12g，厚朴10g，川续断15g，神曲15g，胆南星9g，桃仁12g，红花6g。

肾上腺皮质激素

严重急性痛风发作，伴有较重全身症状，秋水仙碱或非甾体抗炎药无效，或不能耐受或有禁忌时，可合用本类药物。其中以促肾上腺皮质激素效果最佳，常用25~50U加入葡萄糖液500ml内静脉滴注，维持8h滴完，每日1次或50U肌内注射，每6~8h一次，连用2~3天。

朱先生，39岁。2016年4月26日就诊。痛风10余年，常应酬喝酒，多时一次饮啤酒一两箱，痛风后改喝葡萄酒，一次两三瓶。痛风多发于应酬、劳累后，首次发作表现为左跖趾关节肿痛，服用秋水仙碱、非甾体抗炎药，开始有效，后来效减，当地医院改用激素治疗，血尿酸最高时达739μmol/L，并有肾结石。今年来我处就诊，改用中药：苍术12g，土茯苓30g，威灵仙12g，厚朴9g，秦皮10g，桃仁9g，虎杖15g，青皮9g，车前子15g，炮山甲粉（冲服）1g，炒黄柏9g，制胆南星9g，桂枝6g，鸡内金15g。一个月后复诊，诉服药以来，痛风未发，每周有一两次应酬，每次喝葡萄酒两三瓶，按既往经验肯定发作，好在服用中药，病情一直稳定。原方加减，改作丸药，分45天服用。

降尿酸用药

降尿酸药通常无消炎镇痛作用，只有降低尿酸的作用。由于患者血尿酸含量迅速降低，可以激发痛风急性发作（即尿酸转移性发作），或者延缓急性发作的缓解。在开始采用降尿酸药时，应该预防性给予痛风炎症干扰药，直至血尿酸降至375μmol/L以下。

尿酸促排药

以丙磺舒为例，最大治疗作用发生于服药后数日。一般初服每次0.25g，每日2次。其后每周增加0.5g，直至血尿酸降至正常水平，最大剂量每日不得超过3g。主要副作用有胃肠反应、发热、皮疹等，偶见溶血性贫血。本药属磺胺类药物，故对磺胺类药物过敏者忌用。

又如磺吡酮，为保泰松的衍生物，故有微弱的消炎镇痛作用。开始口服每次50mg，每日2次。其后每周增加100mg，直到血尿酸降至正常水平，最大剂量不得超过每日800mg。另有苯溴马隆，为苯并呋喃衍生物，用法为每晨口服微晶型片40~80mg（非微晶型片100~200mg）。主要副作用有胃肠功能紊乱、肾绞痛、痛风急性发作、皮疹等，偶见骨髓抑制。

抑制尿酸生成药

本类药物的突出代表是别嘌呤醇，其化学结构与次黄嘌呤相仿。开始口服每次50mg，每日2~3次，然后每周或隔周增加100mg。严重病例最大剂量每日1000mg。常见副作用：过敏性皮疹、荨麻疹、药物热、嗜酸性粒细胞增多等；骨髓抑制性白细胞减少、溶血性贫血；中毒性肝炎或一过性谷丙转氨酶升高；血管炎及眼损害；黄嘌呤结石。

双重药理作用药

兼有降糖作用的尿酸促排药，如降脂酰胺：口服每次0.25g，每日3次，可降低血尿酸盐和增加尿酸。

兼有降脂作用的尿酸促排药，如醋磺己脲：每日剂量500~1500mg，每日1次或分2次服下。

兼有降压作用的尿酸促排药，如替尼酸和茚基氧乙酸。

碱化尿液药

尿酸在尿中的溶解度与尿液的pH值和尿酸离子化程度有关。尿液pH值愈高，愈易于溶解；尿酸离子化程度愈高，愈易于溶解。碱化尿液升高尿pH值有利于尿酸的离子化、溶解和排泄，尤其对于痛风肾和尿酸性肾结石具有重要意义。但尿液过分碱化，钙盐易于沉淀，有发生磷酸钙、碳酸钙结石的危险。故以尿液pH值维持在6.2~6.5最为适宜。

碱化尿液常用碳酸氢钠，每次1~2g，每日3~4次；或枸橼酸钠每次3g，每日3次；或碱性合剂（枸橼酸140g，枸橼酸钠98g，加水至1000ml）每次30ml，每日3次；或复方枸橼酸合剂，每次30ml，每日3次，或5%碳酸氢钠125~250ml静脉滴注，每日1次。另外，多食新鲜蔬菜、水果及B族维生素亦具有碱化尿液作用。

认识非布司他

非布司他适用于痛风患者高尿酸血症的长期治疗。起始剂量为20mg，每日1次，大剂量可能导致血尿酸值急速降低反而诱发痛风性关节炎。患者可在服用20mg非布司他4周后，在医生指导下根据血尿酸值逐渐增量，每次增量20mg。最大日剂量为80mg。血尿酸水平达到目标值（小于360μmol/L）后，维持最低有效剂量。

在服用本品的初期，可能会引起痛风的发作，这是因为血尿酸水平的改变导致组织沉积的尿酸盐被动员出来。为预防服用非布司他起始阶段的痛风发作，建议同时服用非甾体抗炎药或秋水仙碱。预防性治疗的获益可长达6个月。在非布司他治疗期间，如果痛风发作，无须中止服药，应根据患者的个体情况，对痛风进行相应治疗。

服用该药物的常见副作用是肝功能异常、恶心呕吐、关节疼痛、皮疹等。可能会发生贫血、心绞痛等偶发性副作用。服药时应遵医嘱，采用缓和有效的治疗方法。

病案治验 叶先生，38岁，浙江龙游人。2021年9月26日就诊。常吃豆制品，10年前痛风首次发作，晨起右踝关节肿痛，数日后自愈。2年后第二次发作，县人民医院诊为痛风，吃西药后好转。后来每半年发作1次，4年前每个月发作2~3次，吃中药3个月，稳定了近1

年。后来每个月发作1次，今年以来频繁发作，1个月发作2~3次。体重83kg，身高169cm，血尿酸507μmol/L（最高623μmol/L），两膝、踝关节以下部位肿痛，遇劳易发作。服用非布司他，血尿酸降到400μmol/L以下，但痛风依旧发作。头皮油，多掉发。苔白腻，舌尖红，脉弦数。治法：祛湿浊，行瘀滞。用药：苍术12g，炒黄柏9g，土茯苓30g，防己12g，虎杖15g，桃仁12g，红花5g，生鸡内金15g，神曲15g，忍冬藤炭30g，炒薏苡仁30g，牛膝9g，秦皮9g。

中医辨证分型施治

湿热痹阻

肢体关节疼痛，痛处红灼热，肿胀疼痛剧烈，筋脉拘急，手不可近，难以下床活动，日轻夜重，兼有发热、口渴、心烦、喜冷恶热等。舌质红，苔黄燥，脉滑数。

治疗原则：清热除湿，活血通络。

方药：四妙散（苍术、黄柏、牛膝、薏苡仁）；宣痹汤（防己、薏苡仁、山栀、赤小豆、连翘、杏仁、法半夏、蚕沙、滑石）。

病案治验

张先生，53岁，杭州西湖区人。两年来，痛风反复发作，平时饮食多食动物内脏，喜海鲜，豆制品吃得多，每日喝啤酒1瓶，踝关节、右手二三指间关节连及外肘尖处，均有过痛风发作。本次发作20余天，因吃蛋炒饭（两只蛋，多油）而发，足跚趾关节仍见肿大，局部发热。苔白质胖，脉弦数。治法：清热除湿，泄浊通痹。用药：苍术10g，炒黄柏10g，川牛膝10g，薏苡仁30g，土茯苓60g，草薢12g，鸭跖草30g，龙胆草3g，制草乌（先煎）5g，生地黄30g，虎杖15g，桃仁10g，酒地龙10g。

瘀热阻滞

关节红肿刺痛，局部肿胀变形，屈伸不利，肌肤色紫暗，按之稍硬，病灶周围或有块瘰硬结，肌肤干燥，皮色暗黧。舌质紫暗或有瘀斑，苔薄黄，脉细涩或沉弦。

治疗原则：活血化瘀，化痰通络。

方药：身痛逐瘀汤（秦艽、川芎、桃仁、红花、甘草、羌活、没药、香附、五灵脂、牛膝、地龙、当归）；温胆汤（半夏、竹茹、枳实、陈皮、甘草、茯苓）。

> 孙男，63岁。2010年9月17日初诊。痛风七八年，首次发病左足跖趾关节，每年均有发作，初时每年发作2~3次，现每2~3个月发作一次，足跖趾关节肿大变形。曾因吃臭豆腐发病，进服痛风方后病情基本稳定，血尿酸490μmol/L。苔薄腻，舌暗红，脉弦细数。治法：祛痰湿，清瘀热，行痹阻。用药：苍术12g，白术12g，薏苡仁30g，土茯苓30g，酒川芎10g，虎杖20g，车前子（包）10g，酒地龙10g，桃仁12g，红花10g，川牛膝12g，炒山楂15g，全蝎5g，炒鸡内金15g。2010年10月12日二诊：诉病情基本稳定，苔薄腻，舌暗红，脉细数。治法：健脾祛湿，活瘀行滞。改用散剂调治：苍术10g，炒黄柏6g，地龙10g，全蝎6g，炮山甲6g，石斛12g，蕲蛇12g。上药研粉，装入胶囊中，每日3次，每次6丸，食后用温开水送下。

痰浊阻滞

关节肿胀，甚则关节周围水肿，局部酸麻疼痛，或见块瘰硬结不红。伴有目眩，面浮足肿，胸脘痞满。舌胖质紫暗，苔白腻，脉弦或弦滑。

治疗原则：化痰祛湿。

方药：二陈汤（姜半夏、茯苓、陈皮、甘草）。

> 苗先生，51岁，浙江慈溪市新浦上舍村人。2018年4月16日就诊。肥胖（身高175cm，体重90kg），痛风近10年，既往高血压病、脂肪肝、慢性胃炎病史。体困重，头昏沉，耳鸣，性事差，掌指关节及踝关节多有肿痛。苔白腻，舌胖，质淡，脉沉弦实。病性属实，属痰湿壅阻证。治法：祛痰除湿，行滞疏壅。用药：炒陈皮9g，制半夏9g，茯苓20g，苍术12g，藿香9g，厚朴9g，酒地龙9g，神曲15g，石菖蒲9g，益智仁12g，虎杖15g。进药14剂，病情稳定，前方加

减，改用丸剂。用药：炒陈皮、苍术、厚朴、制半夏、酒地龙、红曲、鸡内金、砂仁、石菖蒲、益智仁、铁皮石斛、西红花、灵芝孢子粉。

肝肾亏虚

痹证日久不愈，骨节疼痛，关节僵硬变形，冷感明显，筋肉萎缩，面色淡白无华，形寒肢冷，弯腰驼背，腰膝酸软，尿多便溏；或五更泻，舌淡白，脉沉弱；或骨节疼痛，筋脉拘急牵引，运动时加剧，形疲无力，烦躁，盗汗，头晕耳鸣，面赤；或持续低热，日晡潮热，腰酸膝软无力，关节或见红肿灼热，或变形，不可屈伸，日轻夜重，口干心烦，纳少，舌质红，少苔，脉细。

治疗原则：补益肝肾，除湿通络。

方药：独活寄生汤（独活、桑寄生、杜仲、牛膝、细辛、秦艽、茯苓、桂心、防风、川芎、人参、甘草、当归、芍药、干地黄）。

病案治验

孙女士，72岁。2004年10月24日就诊。血尿酸高，全身关节经常疼痛，舌发麻，耳中鸣响，头晕，手指僵硬。苔黄厚腻，舌质暗，脉细数。证属肝肾阴虚。治法：养阴滋肾，泄热行痹。用药：生地黄15g，山药15g，牡丹皮10g，赤芍10g，黄柏10g，知母10g，牛膝9g，天麻10g，伸筋草15g，威灵仙12g，防己10g，独活15g，杜仲15g。

古朴翁治一人，病左脚痹痛。医作风治，不愈。翁诊之，曰：人身之血，犹溪河之水也，细流则阻滞，得冷则凝聚。此病得于新娶之后，未免血液劳损而凝碍，加以寒月涉水，益其滞，安得不痹？滞久不散，郁而为热，致成肿毒。若能预加滋养，庶几毒溃，可免后患。遂令服四物汤加牛膝、红花、黄柏等。四五十帖，其家见病不退，复疑，欲用风药。翁曰：补药无速效，病邪不退，药力未至也。令守前方，每帖加人参四五钱，痹除而肌亦易长，后觉左脚缩短四五寸，众以为疐。翁曰：年尚壮，无虑也，候血气充足，则筋得所养而自伸矣。后果平复如初。（《柳宝诒医案》）

证变药随，灵活变通

痛风有湿热痹阻、瘀热阻滞、痰浊阻滞、肝肾亏虚等不同证型，而这些证型往往是痛风病变过程中不同阶段出现的不同证候群。临床观察发现，湿热者较为多见，而由风、寒、湿引发的，还有风湿、寒湿的变证；体丰多痰湿者，病则以痰浊阻滞多见；病情加重往往有瘀热阻滞的表现；后期多有肝肾亏虚的表现；阳虚体寒者则多脾肾不足的变证。所以，针对痛风的治法亦不是一成不变的。

《孙文垣医案》载述吴江孙质庵老先生痛风案，即是认准禀赋不足，阴血虚则筋失所养，营卫不行，肢节肿痛。治法先以养血舒筋，疏湿润燥，使经络通畅，俟肿消热退痛止，再大补阴血，实其下元。

吴江孙质庵老先生行人，时患痛风，两手自肩颙及曲池，以至手梢，两足自膝及跟尻，肿痛更甚，痛处热，饮食少，请告南还，而伏蓐者三年。里有吴君九宜者，沈考功西席也。见予起后渠疾，因语行人逆予。诊其脉，皆弦细而数，面青肌瘦，大小腿肉皆削。予与言：此病得之禀气弱，下虚多内，以伤其阴也。在燕地又多寒。经云：气主煦之，血主濡之。今阴血虚，则筋失养，故营不营于中，气为寒束，百骸拘挛，故卫不卫于外。营卫不行，故肢节肿而痛，痛而热，病名周痹是也。治当养血舒筋，疏湿润燥，使经络通畅，则肿消热退，而痛止矣。痛止，即以大补阴血之剂实其下元，则腿肉复生，稍愈之后，愿加珍重，年余始可出户。行人闻而喜曰：果如公言，是起白骨而肉之也。吾即未药，病似半去，惟公命剂。予先以五加皮、苍术、黄柏、苍耳子、当归、红花、薏苡仁、羌活、防风、秦艽、紫荆皮。服之二十剂，而筋渐舒，肿渐消，痛减大半。更以生地、龟甲、牛膝、苍术、黄柏、晚蚕沙、苍耳子、薏苡仁、海桐皮、当归、秦艽，三十剂而肿痛全减。行人公益喜。予曰：病加于小愈，公下元虚备，非岁月不能充实。古谓难足而易败者，阴也。须痛戒酒色，自培根本，斯饮药有效，而沉疴可除。据公六脉轻清流利，官必腰金，愿葆真以俟之，万毋自轻，来春气和，可北上也。乃用仙茅为君，枸杞子、牛膝、鹿角胶、虎骨（现已禁用）、人参为臣，熟地黄、黄柏、晚蚕沙、茯苓、苍耳子为佐，桂心、秦艽、泽泻为使，蜜丸服，百日腿肉长完，精神复旧。后十年，行人官至江西副宪。

中医对痛风的辨证分型中，有肝肾亏虚一型。其实，临床能见到的还有阴虚生内热，相火炽盛。

吴先生，2004年3月14日初诊，71岁。痛风10余年，曾服诺氟丁1年，血尿酸613μmmol/L，谷丙转氨酶129U/L，谷草转氨酶61U/L，谷氨酰转移酶103U/L，血压140/90mmHg。昨晚因洗澡疼痛发作。左足第一跖骨小头处疼痛、红肿，足底疼痛，难以下地，走路跛行，由儿子搀扶着前来就诊。苔浊腻，舌红质胖，脉弦数。治以养阴泻热，化浊行痹。用药：生地黄30g，石斛10g，乌梅10g，苍术10g，黄柏10g，薏苡仁18g，土茯苓30g，黄芩10g，龙胆草3g，桃仁12g，川牛膝10g，蚕沙10g，虎杖18g，鸭跖草30g。5剂即效。

为什么常规用量不止痛

樊先生，63岁，20年来痛风反复发作，两足拇指关节肿大，像藏了两颗小核桃。

他20年前痛风发病，当时医生认为是扭伤了，给的是治伤药。两年后又复发，1997年查尿酸，才诊断为痛风。血尿酸700μmol/L是经常的事，吃苯溴马隆血尿酸会明显下降，但过几天又会高上来，后来索性不吃了。最近一次查血尿酸是561μmol/L。

樊先生说自己的病在两跖趾关节、踝关节多发，反复肿痛，左侧更重一点。这么多年下来，自己也有经验了，什么药都效果不好，只有服用双氯芬酸二乙胺乳膏，用至150mg才有效。不过，尽管大剂量服用双氯芬酸二乙胺乳膏，每半个月也会发一次。如吃东西上火，还会发得更勤些。

我告诉他，中药治疗痛风有效，但必须在控制饮食、多喝水的前提下服用，还要坚持吃到血尿酸在正常范围才可改为维持量，可以把1天的药分2天或3天服用，或改成丸剂、胶囊服用。

痛风慎用泻药

张先生今年49岁，从事企业管理工作，抽烟多，饮食多肥甘厚腻。2003年9月因左肾癌行左肾摘除手术，之后出现了高尿酸血症，血尿酸最高超过600μmol/L。2010年因关节肿痛明显，被诊断为痛风。近年来关节疼痛不时发作，夏天汗出后症状稍减，其他季节，特别是潮湿阴雨天多会发作或加重。发病与饮食有很大关系，在饭店吃饭，哪怕是吃蔬菜也会发病，推想与饭店所用的油及调味品有关。去年春节是在新加坡过的，年夜饭吃了蟹肉羹，当晚就痛风发病，不能走动，坐轮椅过了一个春节。

他告诉我，近来因为痛风到处找名医，从网上读到了我写的治疗痛风经验的文章，已经关注多时了。因为自己的病在湿气重的日子多发，发作起来有窜痛、电击感，与我论述的湿热、瘀浊观点相近，所以一直想来杭州治疗。

他在南京通过中药治疗，服用三黄汤、泻心汤、大黄附子汤、芍药甘草汤一类，症状有所好转，但后来大黄用多了出现脱肛。今年以来，病程变短，但发病迅猛，说发就发，当地医生的用药已经与我的论治相近了，于是下了决心赶到杭州。

论治痛风，我推崇元代名朱丹溪的主张，用制胆南星、苍术、黄柏、红花等清化湿热，化痰行瘀。在多年经验的基础上，我申报的研究课题曾被列入浙江省中医药科研项目，开展临床观察研究，经64例患者验证，确有良效。张先生诉，近1个月来晨起多咳痰，两胁部痛；左跖趾关节肿痛两天，走动疼痛加重；大便每天两三次，多烦热，睡眠差。苔薄浊腻，舌暗红，中有裂纹，脉沉弦。分析属于湿热痰瘀，我用的前三味药还是制胆南星、苍术、酒黄柏。

至于大黄，其中所含有的大黄素对黄嘌呤氧化酶有较强的抑制作用，而黄嘌呤氧化酶在尿酸形成过程中起着重要作用，因而大黄可抑制尿酸形成，而且大黄的泻下和利尿作用，能帮助尿酸的排泄，所以许多治疗痛风方中都会用到大黄。但使用时一定要掌握到量和使用时长，避免长时间大量使用，防止肠功能紊乱，引起腹部疼痛，乃至结肠黑变病。

提防所谓的"痛风药"

我记得很清楚，一个星期六的上午，我在北京同仁堂坐诊，第一个接诊的是从吉林赶过来的董先生。

令人印象深刻的是，62岁的董先生由女儿陪着，坐了36个小时的火车，从吉林敦化到了杭州。他是肾功能严重损害的痛风患者。他说，3年前右踝关节疼痛，吃了一种中成药，因为宣传说此药具有舒筋、活血、化瘀以及快速提高免疫力的功能，也就买来吃，开始有点效，后来逐渐无效，改吃"痛风灵"。这药也是如此，开始效果蛮好，但吃了几瓶后就没有了效果。当地医师提醒他，当心伤肾！于是，他赶紧停药去做检查。发现肌酐高达

289μmol/L，且有尿蛋白。肾脏彩超提示：肾萎缩。

董先生患高血压病3年，在吃降压药，缬沙坦80mg，美托洛尔50mg，1日2次。他平时多吃鱼、肉，动物内脏、豆制品。他说，东北产大豆，自己也喜欢豆制品，平时吃得多。只见他满月脸，面潮红，显然是服用激素类药物引起的。我为他开了通腑泄浊、解毒活瘀的中药，同时让他服用乌药黄精颗粒。董先生问，中药要吃多长时间？我担心撤掉激素后中药"顶不住"，嘱咐他赶紧服药，规范用药，把肾管好。

> **病案治验**
>
> 吉林董先生，62岁。2015年10月10日就诊。3年前右踝关节疼痛，1年前服用"痛风灵"，开始吃有效，后来无效。2015年10月6日敦化市医院检验：尿素氮11.6mmol/L，肌酐289μmol/L，尿酸578μmol/L，尿蛋白（++），隐血（+），管型1.84。肾彩超提示：肾萎缩。现服用激素控制病情，具体用药不详。诉平时饮食多鱼、肉，动物内脏、豆制品。不抽烟，不喝酒。高血压病史3年，现血压116/80mmHg，服缬沙坦80mg，美托洛尔50mg，1日2次。满月脸，面潮红，苔薄腻，舌暗红，脉弦细。治法：祛湿泄浊，解毒活瘀。用药：苍术12g，酒黄柏10g，土茯苓20g，虎杖15g，生大黄10g，黄芪20g，制胆南星10g，桃仁10g，怀牛膝10g，黄连5g，淫羊藿15g，对坐草30g，车前草20g，车前子15g，鸭跖草30g，山楂15g，砂仁（后入）5g，刘寄奴15g，地龙10g。

后又接诊一位吴先生，与董先生经历相似，都是痛风不规范用药，损害了肾脏。

> **病案治验**
>
> 吴先生，51岁。温州乐清人。2016年12月14日就诊。渔民，多吃海鲜，痛风近20年，发则吃止痛药，从未接受规范治疗。近两年出现下肢水肿，形体消瘦，多个关节变形，县人民医院检查：尿素氮11.0mmol/L，肌酐276μmol/L，尿酸624μmol/L，尿蛋白（++）。诊断：肾功能损害。苔厚腻，舌暗红。治法：祛湿活瘀，温肾化浊。用药：苍术12g，酒黄柏10g，薏苡仁30g，土茯苓30g，制附子（先煎）15g，肉桂（后入）3g，制大黄10g，黄芪30g，胡芦巴10g，淫羊藿12g，桃仁10g，炒黄连5g，对坐草30g，车前草15g，砂仁（后入）5g，刘寄奴15g，积雪草15g，蝉蜕6g。

冷敷好还是热敷好

为了减轻痛风症状，改善关节功能，提高生活质量，可以对患部采用透热疗法、离子透入疗法、矿泉浴、泥疗及按摩等。近年，临床应用模拟人全频谱治疗仪治疗慢性痛风，借以激发体内基本粒子谐振，在病变处产生"内生热效应"和生化反应，调节人体生物电场，改善微循环，促进新陈代谢。

痛风急性发作时，由于炎症导致局部肿痛，此时适宜冷敷。作者结合长年的痛风防治经验，根据痛风急性发作救急的需要，研发了透骨冷凝胶，采用龙胆草、黄柏、土茯苓、透骨草、羌活、威灵仙、皂角刺、制草乌、薄荷、川牛膝等加工成痛风外用剂型。使用时，取本品涂抹患处并轻揉片刻至完全吸收即可，每天2~3次，每次5g。

由龙胆草、透骨草等组成的透骨凝胶，具有清热凉血、舒筋活络的功效，通过皮肤的渗透，起到清热消肿，控制炎症，缓解疼痛的作用。同时具有活血化瘀的功效，消除瘀血阻滞，去除坏死组织，促进血液流通，对尿酸盐的溶解和吸收有一定的促进作用。

透骨凝胶除了用于痛风急性发病的救急，还可用于多种原因引起的关节肿痛。

用药后疼痛加重有原因

在痛风治疗过程中，服药后肿痛加重，有多方面的原因。

一是用药错误。发作时，关节红肿热痛，这时的治疗应是清热毒，而不是降尿酸。许多人平时就在吃降尿酸药，误以为发病是因为药量不够大，采用加量服用的方法，加快尿酸排泄，导致尿酸盐结晶增多，游离到关节腔，使肿痛加重。研究显示，痛风急性复发时，服用降尿酸药物后，由于血尿酸水平明显降低，促进痛风石表面溶解，继而释放出不溶性的尿酸盐结晶，经白细胞吞噬后，陆续排出炎性因子和水解酶，从而加重病变关节疼痛，或造成转移性痛风。西药如此，中药也不例外。有一个患者平时用车前草煮水喝，在发病后将车前草的用量加到半斤，结果痛得要命。

二是用法错误。关节红肿热痛，治宜清凉，这时用热水浸泡也是十分错误的。本人治疗痛风，主张取中药第3次煎汁，或在第3次煎煮时加用金银花、紫花地丁等煎取汁，用来浸洗，叮嘱患者务必加用凉水再行浸洗。但有些患者往往听的是前半句，用热水、温水浸洗，这样做短时间内只能加重痛苦。

服药何时休

痛风会反复发作，许多患者会问同样的问题：这药到底要吃几天？

首先，是否及时有效地治疗是影响用药时间的关键因素。痛风的急性发作期一般以关节的红肿、疼痛为主要症状，如果能积极治疗，对症下药，1~2周疼痛可以完全缓解。这个阶段，中医辨证多属湿热内蕴，表现为关节红肿热痛，发病急骤，病及一个或多个关节，痛处焮红灼热，疼痛剧烈，手不可近，难以下床活动，兼有发热，口渴，心烦，小便短赤，大便干结等。治疗以清热通络、祛风利湿为主。

痛风经治疗缓解后，会稳定半年或一年不发，但或因饮食因素，或因劳损，或因寒湿刺激等，病情会随时反复。随着发作次数的增多，发作的时间会逐渐延长，发作时疼痛的程度会逐渐加重，这时更多地表现为瘀热阻滞，痰浊阻滞，肝肾亏虚，治法要作相应调整，或活血化瘀，或化痰祛湿，或补益肝肾，灵活应对。

许多人会说，我饮食已经控制得很好了，其他方面也很注意了，但痛风依旧发作，这是为什么？原因在于，每一次发作都是对脏腑功能的损害，久而久之，尽管各方面很注意了，但脏腑功能衰退了，这时一些并不强烈的刺激都会引起尿酸的波动乃至痛风发病。

所以，西医强调的是小剂量降尿酸。我的治疗主张为：发作时用中药煎剂，配合药浴浸泡，并用冷凝胶外敷，及时清泄疏通；稳定时服用丸药或膏方，清除余邪，巩固疗效，加强脏腑功能，固本防复发；治疗期间坚持饮用"风无忧代用茶"，通过喝茶的形式，促进尿酸排泄，稳定尿酸水平。

> **病案治验**
>
> 刘先生，35岁，杭州人。2004年5月23日初诊。痛风3年，右侧跖趾关节晨起时疼痛，痛甚，而后时有发作，多在吃肉后发作，有时吃菠菜、芹菜也发作。本次发作持续3周，服药效果不佳，血尿酸593μmol/L。形体肥胖，腰酸，苔白厚，脉沉弦。治法：利湿热，化湿浊。用药：苍术15g，炒黄柏10g，忍冬藤30g，虎杖15g，

土茯苓30g，赤芍12g，薏苡仁30g，车前子20g，川牛膝15g，桃仁10g，草豆蔻10g，全蝎5g。5月31日二诊，诉服药后疼痛加重，加服诺福丁（双氯芬酸钠肠溶缓释胶囊），痛得减轻，左跖趾关节、踝关节均有肿痛，拇指处暗红色，按之痛。改用温经通络、活血泄浊法。用药：麻黄6g，白芥子10g，薏苡仁30g，苍术15g，淫羊藿15g，鹿角霜30g，骨碎补15g，威灵仙10g，泽兰10g，土鳖虫6g，车前子20g，川牛膝15g，全蝎3g，草豆蔻10g。6月6日三诊，肿痛逐渐减轻，出车在外，嘱其妻前来取药，原方继服。6月13日四诊，病情稳定，仅有轻微疼痛，改用散剂调理。用药：制草乌30g，砂仁15g，苍术30g，水红花子30g，西红花3g，车前子20g，三七30g，乳香10g，研粉装胶囊，分45天服用。2005年4月30日五诊，诉服用散剂以来病情稳定，要求再进散剂。其时已有丸药加工服务，遂改用丸剂，建议小剂量调治。用药为苍术、炒黄柏、水红花子、西红花、骨碎补、神曲、胆南星、地龙、炮山甲。

到底有没有长效药

痛风是慢性病，因其与饮食相关性极大，所以需要终身健康管理。吃上几服能解决问题的药只能应对急性发作，而长期有效的，一是自我调养，二是西药小剂量服用控制尿酸水平，三是将有针对性的中药，加工成携带服用方便的丸药或膏方，坚持服用。

病案治验

张先生，56岁，宁波余姚人。2009年7月10日就诊。高血压10余年，脂肪肝20年，痛风20年。2009年4月体检：血尿酸575μmol/L，甘油三酯3.52mmol/L，血清铁蛋白增高，谷丙转氨酶增高，椎-基底动脉血流减慢，肝内多发囊肿，前列腺增生。形体偏胖，多有指麻，握捏不能；两踝关节、足背、足趾多有痛风发作，近年指关节、肩关节、髋关节亦有发病。多应酬，常食海鲜。口干，口苦，喉间痰阻，大便日二三行。苔薄腻，舌面有直线白痰带，质红，脉弦实有力。要求服用方便，服之有效的中药。治法：祛痰湿，行瘀阻。采用散剂调治，用药：羚羊角粉、石斛、西红花、炮山甲、胆南星、制半夏、酒地龙、全蝎、白花蛇等。

　　岑先生，44岁，杭州西湖区人。2015年2月13日就诊。企业主，常吃海鲜，饮啤酒，痛风10年，近4年来反复发作，原来发作一周可愈，现在往往一月不愈。并有肾囊肿、前列腺增生、高脂血症。痛风发病时中药调治有效，后来改用膏方。服用一剂膏方40天后，感觉小包装膏方携带服用方便，对稳定病情很有好处，要求继续服用膏方。主要用药：苍术、炒黄柏、薏苡仁、怀牛膝、姜黄、羌活、神曲、炮山甲、车前子、酒地龙、野生灵芝、野生天麻、西红花、九制何首乌、虎杖、炒银花、砂仁、山楂炭、鳖甲胶、龟甲胶。

痛风石能治好吗

　　痛风石是在痛风发病过程中出现的结节，坚硬如石，因此得名。医学上叫痛风结节。痛风石多见于痛风患者的耳轮、足趾第一跖趾关节处，有些出现在指、腕、肘及膝关节等处。大小不一，小的如芝麻，大的如核桃、鸡蛋。

　　痛风石是由于尿酸钠结晶沉积于软组织，引起慢性炎症及纤维组织增生形成的。如果沉积在肾脏，就会变成大家都很熟悉的肾结石，如果沉积在关节部位，就会引起痛风性关节炎发作。

　　发生在关节处的痛风石，在手指关节处的可使手的活动受限制；在足趾及踝关节部位的痛风石可影响行走。痛风石侵入骨质，便形成骨骼畸形，或使骨质遭到损毁。

　　痛风石有时会自行破溃，尿酸结晶穿皮而出，呈豆腐渣样。如破溃处发生细菌感染，则局部发生溃烂化脓。

　　我见过最严重的是桐乡一患者，因指关节骨质损毁，以至于行截指手术。他伸出右手告诉我，这手的拇指就是因为痛风石而截去的。

　　对于痛风石，患者最关心的是，它能治好吗？应该说，每个人的情况不一样，结果会大不同。

　　首先，当痛风石增大影响到生活时，可以考虑手术切除，能较快地恢复关节功能。其次，手术后，或者是未经手术而长期高尿酸痛风反复发作者，应坚持服用降尿酸药，尽可能地把尿酸从体内排出，否则，尿酸在体内累积，痛风会反复发作，结石仍然会很快生成。这个时候可以选择西药，也可以选择中药，中药治疗效果显著的案例在我这里数不胜数。第三，其实也是最重要的一点，就是患者的自我保健。多喝水以降低血尿酸浓度，帮助尿酸排出；多吃碱性的新鲜蔬菜和水果，让尿液pH值保持在6.6左右，使体内的尿酸盐呈溶解状态，利于其排出。

对于痛风性关节炎、肾结石反复发作者，我坚持用中药治疗，发病时以中药汤剂为主，配用外洗浸泡；稳定时或用中药汤剂，或用丸药、膏方，使痛风患者发作次数减少、病情减轻，痛风石（包括肾结石）缩小甚至消除。

我曾在微信公众号文章中介绍过一位天台的患者陈先生，就是其中的一例。他说，原来痛风石大如核桃，现在几乎摸不到了。

病案治验

刘先生，58岁，内蒙古巴彦淖尔市临河区人。2004年4月17日初诊。1992年开始发痛风，先是左足拇指，继而两足拇指疼痛，后来每半年发作一次，最近一年发作频繁，已经四五次。饮食多肉多酒，前年夏天连喝啤酒10天，每天2瓶，出现右手肘关节疼痛，服秋水仙碱四五天后稳定。形体肥胖，体重95kg，身高176cm。两足第一跖骨小头变形已五六年，如果子大小外突，原来穿43号的鞋子现在必须穿44码，否则局部疼痛难忍。苔薄黄腻，舌质红，脉沉弦。辨证：酒肉厚味，滋生湿热，痰瘀结滞。治法：清热祛湿，化浊行瘀。用药：苍术10g，炒黄柏10g，川牛膝12g，桃仁12g，泽泻10g，土茯苓15g，鸭跖草15g，虎杖15g，忍冬藤15g，生地黄15g，薏苡仁18g。14剂。4月30日二诊：服药后踝关节肿痛减轻，可以自由转动，胃口好。苔薄腻，舌质红，脉沉弦。内热已得遏制，加用逐瘀搜风药再进。原方去土茯苓，加泽兰10g，全蝎5g，僵蚕10g，地龙10g。14剂。

喝点代茶饮

嘌呤的代谢产物——尿酸需要及时排泄，否则蓄积体内就会引起痛风发病。尿酸的排泄，多喝水是重要途径，痛风、高尿酸者每天需要喝2500~3000ml的水，保证每日有2000ml左右的尿量。

喝水最好是白开水，无味的白开水往往不受欢迎。面对痛风反复发作的高先生，我劝他多喝水，高先生显得十分为难，表示喝一杯可以，喝一天可以，天天要灌几杯，真的难接受。

但是，总不能让患者天天喝药吧？我为此潜心研究出一种适合痛风患者服用的代茶饮，取名"风无忧"。

风无忧代茶饮以古方为依据，结合多年临床实践经验，从效用、口感等方面做了数十次调试，最终形成配方，采用百合、薏苡仁、栀子、木瓜、山楂、桃仁、金银花、槐花等药食同源的原料，每包6g，开水冲泡，不时添加开水，代茶饮用，至味淡为止。许多人饮用后发现，茶品相很好，味道很好。有食养之功，无苦药之忧。

膏方并非补方

膏方是一种剂型，其质如膏，因而得名。在明清时期膏方较为普遍，据记载宫廷常用。近年来，江南一带膏方保健形成气候。

说到膏方，人们常认为它是一种补益剂型。事实上，膏方并非补方，特别是个体化膏方，或补虚，或祛实，完全随服用者的需要而拟方制膏。有一些痛风患者会主动要求用膏方来调补。

王先生，36岁。浙江宁波象山人。2008年9月13日就诊。痛风八九年，首发左足跖趾关节，一年后多处关节发作，两周前左跖趾关节肿大。进药两周，两膝稍松，左掌食指背处红肿，胸背多处疼痛，两踝关节处疼痛。白蛋白57g/L，球蛋白17g/L，白球比3.4，丙氨酸氨基转氨酶104u/L，天门冬氨酸氨基转氨酶52u/L，总胆固醇6.11mmol/L，尿酸664μmol/L，氯109.2mg/L，钙2.75mg/L。苔薄腻质胖，舌暗，脉右关弦。治法：清热泄浊，行瘀蠲痹。用药：忍冬藤30g，重楼10g，鸭跖草30g，虎杖15g，苍术12g，酒黄柏10g，胆南星15g，薏苡仁30g，桂枝6g，泽兰10g，桃仁10g，酒红花6g，酒地龙10g，龙胆草3g，海风藤15g，威灵仙15g，炒鸡内金15g，山楂炭30g。另用散剂：西红花15g，炮山甲30g，胆南星20g，全蝎20g，砂仁粉10g，制马钱子2g，地龙30g，一级石斛50g。上药研粉，装胶囊中，每日3次，每次5丸，食后用温开水送下。2008年11月8日复诊，进药2周，两膝稍松，左掌食指背处红肿，胸背多处疼痛，两踝关节处疼痛。苔薄腻质胖，舌暗，脉右关弦。要求膏方调治，用药：苍术、白术、土茯苓、薏苡仁、厚朴、川牛膝、车前子、虎杖、石韦、炮山甲、赤芍、川芎、当归尾、炒黄柏、桃仁、泽兰、白芥子、皂角刺、山慈菇、全蝎、水蛭、酒地龙、枳壳、冬葵子、鸡内金、海金沙、鸭跖草、山楂、胆南星、鲜铁皮石斛、九制何首乌、西红花、龟甲胶、鳖甲胶。

痛风缓解期服用痛风膏

《都市快报》2019年11月20日"大家健康"专栏发表了记者张静写的文章，说的正是痛风膏方话题。标题为"老痛风喝老酒、吃螃蟹，43码的脚肿到要穿44码的鞋——浙江知名膏方专家施仁潮说，痛风反复发作，缓解期试试痛风膏调治"。节选如下。

进入冬季，慕名找施医师来开膏方的人更多了。施医师在膏方领域研究多年，著有《膏方宝典》《正确选用膏方》《施仁潮说中医膏方200首》等。

痛风患者能吃膏方吗？施主任的书中就单独提到了"痛风膏"——以元代朱丹溪的痛风方为基本方，针对痛风稳定期患者而设的调治膏方。痛风反复发作的患者，不仅在关节、皮下和其他组织出现痛风石，还常伴有肥胖、高脂血症、冠心病、糖尿病及肾脏损害。要稳定病情，痛风患者需要较长时间用药，而膏方既能照顾复杂的病情，又能整体调养痛风患者的体质。当然了，立足点是辨证施治，效果也因人而异。

小吴，25岁，痛风发病10天。他是爸妈陪着来看中医的，赶到中医院要求膏方调治。

他妈妈问，他年纪这么轻，怎么就得了痛风了？我回答道，痛风发病，有遗传的原因。他爸爸马上接话说，自己和小吴爷爷都有高尿酸血症。祖孙三代都有高尿酸血症，所以小吴得痛风也就不奇怪了。当然，发病的重要因素是饮食，高嘌呤食物如海鲜、动物内脏、啤酒、豆制品等，吃多了就会使尿酸蓄积在体内，导致痛风发病。小吴喜欢吃豆制品，家里宠爱他，豆腐干、豆腐皮吃了不少，为痛风发病埋下了祸根。

小吴饮食不知控制，运动少，往往睡到早晨9点。身体肥胖，面色暗滞，睡眠差，大便不爽。结合舌苔脉象，我为他开了一剂祛痰湿、行瘀浊的膏方。

小吴妈妈又问，是不是吃了膏方痛风就不会发作了？其实痛风要进行一辈子的健康管理，需要医生的用药，更需要小吴的配合，最关键的是控制饮食，对高嘌呤食物要有所顾忌，同时要注意保暖，防止关节劳损。

> **病案治验**
>
> 吴先生，25岁。2014年1月2日就诊。高尿酸血症病史两年，爷爷、父亲均患高尿酸血症，常吃豆制品。10天前右足背疼痛，3天后转为左踝关节肿痛，尿酸552.8μmol/L，谷丙转氨酶43u/L，谷氨酰转肽酶92u/L，C-反应蛋白44.1mg/L。体重90kg，身高168cm，少运动，喜卧睡，面色暗滞，睡眠差，大便不爽，苔白腻厚浊，舌淡，脉弦滑。治法：祛痰湿，行瘀浊。用药：苍术、土茯苓、桂枝、姜半夏、炒陈皮、赤芍、川芎、川牛膝、虎杖、泽兰、炒薏苡仁、厚朴、蒲黄炭、酒地龙、炒山楂、胆南星、西红花、威灵仙、炮山甲、制何首乌、桃仁、车前子、龟甲胶、鳖甲胶等。熬膏，每日2次，于食后取1匙，用开水冲化服用。

方便服用的痛风散剂

痛风的调治是一个长期的过程，一些人服用几次中药后，会感到诸多不便，产生厌恶情绪。针对这种情况，我在中药汤剂取效后，会改用散剂，将服用药物加工成粉末，或冲开水服用，或装胶囊，也有做成药丸的，让患者能够接受并坚持用药。

《马氏医案》："左膝肿痛，不能行走坐立，大便泄泻，脉来弦紧。此脾虚有湿热，凝于经络，流于下部也。古谓肿属湿，痛属火。苍术、黄柏、猪苓、桂枝、五加皮、甘草、防风、木通、米仁、泽泻。肿消泻止用：苍术、乌药、枸杞子、杜仲、苍耳子、五加皮、薏苡仁、黄柏、丹参、当归，酒糊为丸。"

> **病案治验**
>
> 吴先生，26岁。2004年5月12日就诊。平时吃鸡、鸭肉多，汤也喝得不少。2004年4月20日半夜痛风发作，左足跟疼痛，尿酸536μmol/L。治法：清化湿热。用药：苍术10g，炒黄柏10g，薏苡仁18g，车前子（包）10g，土茯苓18g，泽泻10g，萆薢12g，酒地龙10g，龙胆草3g，鸭跖草18g，虎杖18g，桃仁12g，泽兰10g，百

合30g，桂枝6g。此方加减连服3个月，改用散剂，用药：苍术30g，炒黄柏30g，酒地龙30g，龙胆草10g，百合100g，西红花20g，特级石斛30g，水蛭15g，西洋参10g。上药加工成粉末，每次6g，温开水送服。2004年10月17日，疼痛症状稳定，两腿酸软，苔黄腻，舌质红，脉弦细数。拟前方加工成粉末，装胶囊中，每日3次，每次5g。

王先生，61岁，杭州人。2006年8月18日就诊。痛风首发是2000年1月，去年4月大发作，吃秋水仙碱、别嘌呤醇一周后缓解。本月17日晚又一次发作，左足跖趾关节红肿，按之热，触痛明显，发病原因是前一天吃了带鱼和豆腐干。诉平时喜食豆腐，尿酸10余年前即超标，现506μmol/L。苔浊腻，舌紫暗，脉弦实。治法：祛湿活瘀。用药：苍术10g，炒黄柏10g，薏苡仁30g，砂仁（后入）6g，虎杖20g，鸭跖草20g，川牛膝15g，车前子（包）10g，土茯苓20g，忍冬藤30g，桃仁10g，红花10g，胆南星9g，炒山楂15g，地龙10g，延胡索20g，姜黄20g。服药3天，疼痛红肿已有明显消退，尿酸降至422μmol/L。自感右第二趾内侧一肿块也有缩小。以前方加减，中药14剂。9月29日三诊，痛风病情完全稳定，有慢性胃炎、乙型肝炎、心室传导阻滞病史，改用散剂调治。用药：制胆南星9g，苍术15g，酒黄柏15g，川芎15g，神曲10g，桃仁10g，威灵仙15g，防己10g，桂枝6g，龙胆草3g，土茯苓30g，鸭跖草30g，忍冬藤30g，车前子（包）10g。将上药煎汁，浓缩，再将下药研成粉末，过筛后加工成胶囊：铁皮石斛12g，鸡内金5g，三七粉5g，水蛭3g，地龙3g，红花3g，炮山甲3g，砂仁粉2g。每日3次，每次3g，食后用温开水送下。2006年11月3日，病情稳定，再做丸药，继续巩固。

配合熏洗治痛风

在王国强主编的《基层中医药适宜技术手册》中，列有"熏洗疗法"。所谓"熏洗疗法"，就是采用中草药加水煮沸后，用来熏蒸、淋洗或浸洗，从而产生治疗的作用。

书中介绍，该技术适用于疖、痈、急性蜂窝织炎、丹毒等外科疾病；血栓闭塞性脉管炎、下肢静脉曲张等周围血管疾病，软组织损伤等骨科疾病；带状疱疹、银屑病、湿疹、寻常疣、手足癣、发癣、股癣等皮肤病，以及失眠、高血压病等内科疾患。

除了上述疾病外，治疗痛风性关节炎、类风湿关节炎在开立中药内服的同时，多配合熏洗，能明显提高治疗效果。

熏洗法有两种。一是让患者将内服中药带回家，自行煎煮，煎2次合并服用，然后取药渣再煎1次，用于熏洗。二是除了内服外，另配数种中草药，煎汁熏洗。先煎头汁，取药汁，加水至温度适宜，熏洗两手，将药渣加水再煎取1次兑入，用来浸脚。

有患者痛风急性发作，不想吃西药，要求用中药来治疗，还希望能速战速决，马上取效。我采用内服与熏洗同用的办法，结果肿痛症状很快消除，让他对中医刮目相看。

杭州翁先生，47岁。他是一个长跑爱好者，每天都会跑上10km，身体壮实。让他引以为豪的是，全国各地举办的马拉松比赛他几乎都会参加，名次会排在前一两百名之间。坚持跑步运动无疑是好事，但健康的身体需要多方面的养护。翁先生很清楚，自己最难以克服的弱点就是暴饮暴食。

他说自己不会刻意地去大吃大喝，但是，在生意场上打交道，吃吃喝喝是平常事。许多生意在宁波，海鲜自然吃得多；常喝白酒，每次喝半斤以上，有时喝一斤。

当年1月6日，翁先生起床后右足拇指作痛，不能下地，自以为是跑步损伤，找骨科看，查尿酸480μmol/L，诊断为痛风，西医让他吃秋水仙碱。他听说过这药副作用大，就没取药，自己坚持了几天，熬过去了。从那以后，喝酒收敛了不少。

那年刚过完春节，第一天上班，他就找我就诊。他由妻子搀扶着挂着拐杖进入我的诊室。他苦笑着说，痛风发病了。

询问得知，4天前，翁先生早上跑步21km，晚上喝了100ml白酒，又喝梅酒200ml。第二天早上就感到右脚不适了，但还可以走动；再过一天疼痛加重，走路有点跛；今天更重了，不能下地，要挂杖了。他右足拇指红肿、踝关节外侧红肿，按之发热，还有恶风怕冷症状，大便每天一行，小便不黄。苔白腻质润，舌质淡，脉弦细数。有痛风之病史，喝酒之诱因，红肿热痛之表现，诊为痛风性关节炎急性发作无疑，从热毒内蕴论治。治法：清利湿热，解毒活瘀。建议在内服的同时，配合采用痛风洗剂。

翁先生问疼痛能否马上止住，什么时候可以不用拐杖？我让他取药回家自己煎，内服与外洗配合使用。同时告诫他，要少走动，控制高嘌呤食物，多喝水。用药：苍术、酒黄柏、桃仁、威灵仙、怀牛膝、桂枝、虎杖、土茯苓、金银花、鸭跖草、地龙、蜈蚣、木瓜、生大黄、山楂、防己、车前草、鸡内金、川芎。每服药煎3次，前2次煎汁合并，分2次服用，第3次煎汁，加入芒硝50g，浸泡双脚。

芒硝是清热泻火药，多用于实热便秘，大便燥结，积滞腹痛，肠痈肿痛；外用则治疗乳痈、痔疮肿痛等。我在治疗痛风时，将其溶入药汁中用来外洗，起到了祛热毒，消肿痛，提高治疗效果的作用。

黄先生，49岁，浙江诸暨人。2014年5月22日就诊。痛风首次发作是在2007年，右足背痛，吃秋水仙碱后2年未发，去年发作三四次，今年频繁发作，现左跗趾关节肿痛20多天，局部红肿，苔薄腻，舌红，脉弦数。治法：凉血清热毒，活血行瘀滞。用药：苍术10g，酒炒黄柏10g，土茯苓15g，胆南星10g，桃仁10g，酒红花6g，威灵仙15g，神曲10g，车前草20g，鸭跖草20g，大黄10g，地龙10g，延胡索15g，金银花30g，紫花地丁30g，生地15g，芒硝（外洗）50g。建议中药自煎，煎2次取汁，分2次温服；再将药渣煎煮1次，倒取汁，加凉水，加入芒硝，浸泡双脚。6月5日二诊，诉用药半个月，疼痛缓解，局部舒适，大便日一行，无口苦、口干，脉缓，以前方加减再进。

方男，32岁。2012年7月18日初诊。2008年因多食海鲜痛风首次发病，发病时左侧拇指疼痛，查血尿酸580μmol/L，服用秋水仙碱后痛消，缓解后服用别嘌呤醇治疗，每年发作三四次。昨日因饮酒而引起左侧拇指红肿疼痛，屈伸不利，夜间痛甚，口干，未伴发热恶寒，夜寐欠佳，便溏，舌红，苔薄黄腻，脉弦细。2012年7月18日血尿酸540μmol/L，其他指标正常。辨证为湿热蕴结，治以清利湿热。用药：土茯苓、鸭跖草、炒山楂各30g，炒鸡内金、虎杖各15g，赤芍、防己、胆南星、麸炒苍术各12g，酒地龙、泽兰、六神曲、车前子（包）、姜半夏、炒黄柏各10g，红花6g，桂枝5g。7剂。每剂先常规煎2次口服，用药渣再煎1次泡洗患处。并嘱患者戒酒，禁食海鲜、香菇等高嘌呤的食物。2012年7月25日二诊：右手指掌指关节红肿疼痛明显减轻，皮温恢复正常，口微干，予原处方，7剂，用法同前。2012年8月1日三诊：血尿酸428μmol/L，其他指标正常，左侧拇指疼痛已恢复正常，无明显不适，舌淡红，苔薄腻。考虑尿酸未达到正常值，舌苔仍显薄腻，为巩固治疗，予原处方7剂，1剂分2天口服。嘱避风寒，戒烟酒，少吃嘌呤高的食物，多吃有助排尿酸食物，定期复查血尿酸。

内服外用双管齐下

张先生，48岁。8月16日，他来杭州胡庆余堂看病。诊室设在二楼，他是被背上楼的。

他喜欢吃豆制品，痛风10多年，基本上是网上购药，吃药后能止痛消肿，也就不当回事。本次发作反复持续了3个月，7月1日住院1周，入院诊断：①痛风；②支气管哮喘。主要用药：复方倍他米松注射液、塞来西布胶囊。住了10天院，症状改善出院。但左侧膝、跖趾关节肿痛没有彻底解决，最近疼痛加重，不能下地。

他精神疲软，一脸痛苦貌，左膝、左跖趾关节肿痛明显，便秘，口臭，苔浊腻，舌暗，脉弦数。我说，这是湿热蕴阻，需要化湿浊，清热毒，行瘀阻。吃汤药，中药浸泡，加上外涂，三法一起上。用药：苍术、酒黄柏、制胆南星、桃仁、威灵仙、怀牛膝、虎杖、土茯苓、金银花等，要求煎煮2次内服，再煎1次，配用芒硝浸泡双脚，用如意金黄散调黄酒外涂。

8月23日二诊。肿消了不少，疼痛明显减轻，但还是不敢下地多走，还是由家人背着进入诊室。原方加减，三法同用，再续一周。

9月6日三诊。近10天来一直下地走动，现足关节红肿疼痛基本消除，但关节活动不灵活，原来核桃大的痛风石有缩小，大便2日一行，苔白腻，质润，舌淡红，脉弦细。影像学检查报告示左上肺少量纤维灶，临近胸膜增厚，患者要求兼顾用药。原方去清利药，加用丹参、三七、姜半夏，加水煎服，不用芒硝，但仍用第3煎药汁浸泡。

病案治验　马先生，52岁。2014年5月10日就诊。患者自述有七八年的痛风史，一发作就吃西药。左足跖趾关节肿大如核，曾溃破，流出物呈豆腐渣样。尿酸630μmol/L（5月8日）。肾脏B超示：肾结晶。

左跖趾指关节肿痛，按之热，有黑晕，中间有脓头。苔白浊腻，舌暗红，脉弦实。治法：祛湿热，化瘀浊。用药：苍术、炒黄柏、土茯苓、川牛膝、金银花、生大黄、连翘、车前草、鸭跖草、威灵仙、地龙、胆南星等，同时配用芒硝，加入第3次煎出的药汁中外洗。外洗后调敷三黄粉（生大黄、酒黄柏、生栀子各等份，加工成粉末，每取一匙，用醋调好，外敷患处）。5月17日二诊，疼痛减轻，肿消，原方加减。马先生高兴地说，这次没再用西药，效果不错。5月24日三诊，马先生说，中药内服与外洗同用，疼痛大大缓解，就是走路多了踝关节、足掌还会不舒服。原方去炒黄柏、金银花、生大黄、连翘等寒凉药，加用附子、厚朴、蒲黄炭、红花温通经脉。5月31日四诊，马先生说，以往每年4月痛风多发，这次服中药以来，病情稳定。原处方去芒硝，建议将7天的中药分14天服用。

简便验方

趋痛散

组成：桃仁10g，当归10g，五灵脂10g，川牛膝15g，羌活10g，香附10g，地龙10g，乳香6g，生甘草6g。

用法：研为细末，每服10g，温开水送下，每日3次。

说明：本方活血化瘀，祛风止痛，适宜于痛风证属瘀热阻滞，表现为关节红肿刺痛，局部肿胀变形，屈伸不利，肌肤色紫暗，按之稍硬，病灶周围或有块垒硬结，肌肤干燥，皮色暗黧者采用。

羚羊角散

组成：苍术12g，黄柏10g，土茯苓20g，鸭跖草20g，威灵仙15g，苍耳子10g，白芥子10g，羚羊角粉3g。

用法：研为细末，每服5g，黄酒调下，每日2次。

说明：本方适宜于痛风证属湿热蕴结，表现为下肢小关节猝然红肿疼痛，拒按，触之局部灼热，伴有发热口渴、心烦不安、尿短赤者采用。

山慈菇饮

组成：山慈菇6g。

用法：将山慈菇放入砂锅，加水浸1小时，连煎2次，合并煎汁，分2次于食后1小时温服。

说明：本品含有秋水仙碱，能有效地缓解痛风发作，用于痛风发作期。山慈菇味甘、微辛，性凉。归肝、脾经。功能清热解毒，化痰散结，主治痈肿疔毒、瘰疬痰核、蛇虫咬伤、癥瘕痞块。据研究，山慈菇能促进尿酸的排泄，还可以改善痛风的症状。

萆薢杜仲饮

组成：萆薢30g，杜仲30g，地骨皮15g，枸杞子12g，生地黄15g，炒黄柏10g，怀山药20g，陈皮10g。

用法：将上药同放入砂锅，加水浸1小时，连煎2次，合并煎汁，分2次于食后1小时温服。

说明：本方适宜于痛风病久屡发，肝肾阴虚，关节痛如虎咬，局部关节变形，昼轻夜甚，肌肤麻木不仁，步履艰难，筋脉拘急，屈伸不利，头晕耳鸣，颧红口干者采用。

金钱橘皮茶

组成：金钱草60g，陈皮15g。

用法：将金钱草、陈皮放入砂锅，加水浸1小时，连煎2次，合并煎汁，分2次于食后1小时温服。

说明：用于痛风缓解期，增加尿酸排泄，降低血尿酸，防止痛风石形成。

凌霄根酒

组成：凌霄花根30g，上好白酒250ml。

用法：凌霄花根洗净，晒干，放盛器中，冲入白酒，盖严，放置1月后饮用。每日2次，每次30ml。

说明：本方在痛风发作及缓解期均可饮用，但要掌握好用量。

山楂杜仲炭

组成：山楂炭50g，杜仲炭50g。

用法：将山楂炭、杜仲炭研为细粉，每日3次，每次取6g，用温开水送下。

说明：也可将山楂炭、杜仲炭装在空心胶囊中，每天18g，分3次用温开水送下。

防治痛风，不做『馋猫』

本章介绍痛风的饮食禁忌，共19题。痛风需要管住嘴，限制高嘌呤食物的摄入，少糖少盐少脂肪，少吃火锅。从食物种类来说，海产品不能大意，淡水鱼也要审慎。大闸蟹、小龙虾会引起大病痛，河虾也会使痛风发病，还有泡椒猪肝、猪耳朵、鸡肉、甲鱼、花生、西红柿、果汁、菌类食物、大豆、豆制品吃出痛风的，啤酒、黄酒、白酒、葡萄酒喝出痛风的，进补不当痛风发病的，足以引起警醒。

限制高嘌呤食物摄入

痛风的发病原因是嘌呤代谢紊乱，尿酸在体内沉积。控制高嘌呤食物的摄入是重要的防治手段。

我在诊治时，经常告诫患者不要吃高嘌呤食物，许多人会"讨价还价"。你说酒不要喝，他会问，葡萄酒可以吗？你说鱼不要吃，他会问，淡水鱼可以吗？

据报道，近年来，我国城市医院住院的痛风及痛风肾病的人数正在直线上升，而且南方的上升趋势比北方更为明显，痛风已成为国内尤其是沿海开放地区较为常见的疾病。痛风患者往往有"五高一低"，即高尿酸、高血压、高血糖、高血脂、高体重及肾功能低下。所以，在生活水平日益提高，饮食营养日趋过剩的今天，痛风更应引起我们重视。

原发性痛风发病率与饮食中蛋白质含量密切相关。两次世界大战期间，由于饮食质量下降，欧洲痛风的发病率明显降低。而当战后饮食蛋白质含量再度丰富时，痛风的发病率又恢复到战前水平。20世纪60年代日本经济腾飞以后，其国民饮食蛋白质含量显著升高，以致痛风成为日本人较常见的疾病。国内痛风的临床报告也逐年增多，尤其是20世纪80年代以来显著增加，也说明了这一问题。

依据嘌呤含量的多少，一般将食物分为含嘌呤高的食物、含嘌呤中等的食物、含嘌呤较少的食物和含嘌呤很少的食物四类。

对于痛风者来说，最放心的是吃含嘌呤很少的食物，而这类食物中，没有一种鱼被列入，也就是说，鱼是痛风者最不适合的食物，食用时要提防发病的可能。

一般说来，在痛风稳定期，可以食用含嘌呤较少的食物，适量食用含嘌呤中等的食物。

同一食物的嘌呤含量，由于不同地区、不同时期的测定方法、条件不同，选择的食物品种、产地、成熟程度、水分含量不同，会有很大差异。许多资料在归类上会有不同，但有一点是肯定的，对于痛风者来说，鱼的食用需要审慎。

高尿酸者每日嘌呤摄取的量应控制在100~150mg，痛风患者禁食或限制食用内脏、骨髓、海味、发酵食物、豆类等。由于蛋白质在体内具有特殊作用，摄食过多蛋白质，也可使内生性尿酸增加，故亦应适当限制。

另一类是蔬菜，大豆的嘌呤含量高，黑豆、扁豆、豌豆的嘌呤含量也较高，干香菇的含量甚高，其他如菠菜、蘑菇、黄花菜、花生等，嘌呤的含量也较高，痛风患者也要注意少吃。

平时最好多吃含嘌呤低的食物，如水果（但水果中的柠檬、柑橘、橘子要少吃）蔬菜，做到饮食清淡，低脂、低糖，多饮水，以利体内尿酸排泄。

少糖少盐少脂肪

少吃糖

蔗糖或甜菜糖分解代谢后一半成为果糖，而果糖能增加尿酸生成，蜂蜜含果糖量亦较高，不宜食用。

少吃盐

每天食盐摄入量应该限制在5g以内。

少吃脂肪

脂肪可减少尿酸排出，故以少吃为好。痛风并发高脂血症者，脂肪摄入量应控制在总热量的20%~25%以内。

禁酒

酒的主要成分是乙醇，它可诱发糖原异生障碍，导致体内乳酸和酮体积聚。乳酸和酮体中的β-羟丁酸能竞争性抑制尿酸排泄，易诱发痛风。

病案治验

孔先生，68岁。浙江诸暨人。2021年3月25日就诊。痛风四五年，近两年加重，多关节均有发作，以掌指关节、膝关节肿痛为主。原从事酿酒工作，口渴即喝黄酒，一次饮用量在500g以上。他说，只要不喝酒，病情会稳定一段时间，即使发病，也多较轻，但喝酒会加重病痛。苔白腻，舌红，脉弦实。治法：祛湿浊，清郁热，行瘀滞。用药：苍术12g，炒黄柏9g，土茯苓20g，胆南星9g，酒地龙9g，威灵仙12g，羌活9g，炒蒲黄9g，川牛膝9g，桃仁9g，神曲15g，车前草20g，桂枝6g。

少用强烈刺激的调味品

辣椒、咖喱、胡椒、花椒、芥末、生姜等调味品，均能兴奋自主神经，诱使痛风急性发作，亦应尽量避免应用。

> **病案治验** 朱先生，52岁，浙江上虞人。2022年6月10日初诊。体重80kg，身高175cm，脂肪肝，高血压六七年，服药中，高尿酸血症（650μmol/L），痛风3年，今年两次发作，两足踝、跖趾关节、掌关节肿痛。发病的特点是应酬后发作，平日饮食重盐。苔白腻，舌淡胖，脉沉弦。治法：祛湿泄浊，活瘀消脂。用药：苍术12g，酒黄柏9g，土茯苓30g，猫须草30g，川牛膝9g，桂枝9g，红曲9g，炒薏苡仁30g，红花6g，桃仁12g，炒蒲黄9g，羌活9g，酒川芎9g，威灵仙15g，酒地龙9g，车前草30g，楮实子12g，防己12g。

少吃火锅

每当天气转冷，许多酒店餐馆会增加一项服务内容——火锅。走进饭店，随处可见人们围着热气腾腾的火锅用餐。许多人热衷于火锅的热辣美味，把盏举杯，痛快地吃喝，殊不知火锅里的海鲜、蘑菇、牛羊肉等高嘌呤食物吃进肚里，可能半夜里就会让你尝尝痛风的味道（一般吃海鲜等高嘌呤食物后约4小时，就会出现关节痛）。许多菜因为在汤液中持久地加热，嘌呤物质会大量地溶解于汤中，即使你吃火锅时已经注意到少吃或不吃荤菜，喝汤同样会摄取大量嘌呤，足以引发痛风。

为了避免痛风发作，要了解食物的嘌呤含量，火锅选料时，要有意识地避开嘌呤含量高的食物，食用含量低的食物。

另一办法，吃火锅时少喝汤，由于菜品在汤液中持久加热，嘌呤物质会大量地溶解于汤中。所以，少喝汤，很重要。

> **病案治验** 沈先生，45岁，体力劳动者。2003年12月14日初诊。平素喜啤酒，多吃动物内脏、豆制品，有踝关节扭伤史。半月前吃火锅，羊肉、海鲜涮得多，第二天即见右踝关节突发肿痛，不能下地，查血

尿酸620μmol/L。劳损不足，气血瘀阻，复因饮食不当，湿热蕴阻。治法：养血舒筋，祛湿活血。用药：苍术10g，炒黄柏10g，薏苡仁18g，土茯苓12g，防己10g，炒当归10g，炒川芎10g，炒山楂18g，生地15g，怀牛膝12g，骨碎补15g。

海产品不能大意

许多痛风患者发病多与吃海产品有关。一定要了解海产品的嘌呤含量，痛风发作时，暂时不吃，痛风稳定时少吃，嘌呤含量低的可适量食用。

高嘌呤食物，为每100g食物的含量达100mg以上者，有鲭鱼、凤尾鱼、沙丁鱼、鱼卵、小虾、淡菜等。这些食物对于痛风患者来说，哪怕在疾病稳定期，也要慎之又慎，远离为妙。

含嘌呤中等的食物，为每100g食物含量在75~100mg之间，有鲤鱼、鳕鱼、大比目鱼、鲈鱼、梭鱼、黄鱼、带鱼、鱿鱼、鲳鱼、草鱼、黑鲢鱼、鲫鱼、甲鱼、鳗鱼、鳝鱼及贝壳类等。

含嘌呤较少的食物，为每100g食物含量小于75mg，主要有青鱼、鲱鱼、鲑鱼、鲥鱼、金枪鱼、白鱼、龙虾、蟹、牡蛎等。

病案治验

王先生，50岁。2012年9月22日就诊。痛风10年有余，服用别嘌呤醇1年多。去年吃了1个月深海鱼油后发作一次，今年因高血压病服用某保健品（海产品）痛风又发。两跖趾关节肿痛，局部肤色紫暗，苔薄腻质润，舌质暗红，脉弦。血尿酸393μmol/L，血压160/95mmHg。辨证：湿热流注，瘀阻经筋。治法：清热泄浊，行瘀蠲痹。用药：苍术10g，炒黄柏10g，姜半夏10g，防己10g，土茯苓20g，车前草20g，鸭跖草20g，桃仁10g，红花6g，泽泻10g，川牛膝12g，桂枝6g，炒鸡内金15g，胆南星10g，虎杖15g。

淡水鱼也要慎食

那天，痛风患者盛先生找我看病，他自己很清楚，得这病是因为鱼吃得太多了。

他是诸暨店口人，65岁，住在浦阳江边，从小就爱捕鱼，也爱吃鱼。他最喜欢的就是吃新鲜鱼，捕到后拿回家做下酒菜。他说自己酒喝得并不多，主要是吃鱼，天天吃。痛风五六年了，左脚拇指肿大如算盘子，今年以来，几乎每个月发作一次，还出现了腰痛，发作时服用双氯酚酸钠止痛。他对我说，光靠西药止痛不行，需要吃中药治疗了。我说，最重要的是不要吃鱼，他说，那是真的做不到，自己就像馋嘴的猫，没有鱼就吃不下饭。自从得了痛风后，已经有所节制了，不过每个星期还是吃三四次。

盛先生，65岁，2015年1月1日初诊。痛风5年，今年每月有一次发作。现症：左跖趾关节肿大，微热，口干，腰痛，苔光舌红，脉弦缓。治法：养阴清热毒。用药：生地15g，知母10g，炒黄柏10g，金银花15g，土茯苓15g，木瓜15g，胆南星10g，防己10g，地龙10g，威灵仙15g，鸭跖草20g，车前草20g，酒红花6g，虎杖15g，石斛（先煎）12g。

小龙虾，大病痛

《钱江晚报》曾发表过一篇题为"宁波37岁白领连吃两顿小龙虾关节痛如刀割"的文章，说的是吃龙虾、喝啤酒引发痛风的事。

家住宁波海曙区的李先生，超爱小龙虾，上周四晚上，他和两位朋友大吃了一顿，每人"消灭"了至少1.5kg；上周六又畅快地吃了一顿，还喝了2瓶冰啤酒解辣。周日起床，李先生右侧大脚趾疼得厉害，走路都一瘸一拐，仔细一看，脚趾又红又肿。医生说，这是痛风性关节炎急性发作。

李先生还不解地问，不是海鲜配啤酒才会诱发痛风吗？在他看来，小龙虾不是海鲜，吃一点不至于发病。记者向医生求证得知，大量食用小龙虾，再配上啤酒，确实容易引痛风性关节炎急性发作！

查有关资料，每100g小龙虾的嘌呤含量约60mg，与秋刀鱼（134.9mg）、蛤蜊（316mg）、牛肝（554mg）相比，嘌呤含量要低得多。

但是，虽然小龙虾的嘌呤含量远不及海鲜和动物肝脏，但吃小龙虾的人，动辄吃一大碗，一次性摄入嘌呤的量是很大的，以致引起痛风发病。

病案治验

孟先生，28岁。绍兴诸暨市人。体重90kg，身高180cm，痛风10年。19岁时血尿酸接近500μmol/L，两膝关节不灵活，每于吃小龙虾后症状加重，血尿酸曾高至654μmol/L，并有肾结晶、痔疮。苔白腻根厚，舌暗淡，脉沉弦。辨为湿热下注，治拟清化湿热。用药：苍术12g，炒黄柏9g，土茯苓30g，虎杖20g，胆南星9g，炒蒲黄9g，炒银花12g，秦皮9g，酒地龙9g，生鸡内金15g，车前草30g，桃仁9g，猫爪草15g，生地15g，生地榆25g，僵蚕10g，槐花12g。

郭先生，40岁。痛风4年，两膝关节不适，右拇指酸痛，吃小龙虾后足跟痛甚，血尿酸733μmol/L，苔浊腻，舌暗淡，质胖，脉沉弦。治法：祛湿泄浊，解毒通痹。用药：制胆南星10g，苍术10g，酒黄柏10g，桃仁10g，威灵仙15g，防己10g，桂枝10g，虎杖15g，土茯苓30g，鸭跖草30g，车前子（包）10g，地龙10g，泽兰10g，炒鸡内金15g，红花10g，秦皮10g，炒厚朴10g。

河虾也使痛风发

小许来自台州，是名20多岁的小伙，痛风2年，踝关节、手指、足趾多处肿痛，经人介绍让我给他开中药。

我说，以后不要吃海鲜了。他说，那是不可能的，痛的时候不吃，缓解后肯定要吃的。听了他的话我直摇头，为他的无知感到悲哀。

这时，候诊的许大姐发话了："饮食一定要注意，乱吃是致命的！"

许大姐说，她爸就是因为痛风去世的！父亲最爱吃鱼和豆制品，她家住富阳东洲，鱼多，经常吃，豆类中特别爱吃蚕豆。那时不晓得饮食禁忌，家里人都顺着他。结果60岁得痛风，再后来是肾结石、肾衰竭、腹水，78岁去世。

许大姐说，自从父亲去世后，自己十分注意饮食。自9年前体检发现高尿酸血症后，更是严格控制高嘌呤食物。3天前，家人在村边的河里抓到一些小虾，她禁不起女儿的劝说，吃了五六只，同时吃了一点排骨烧海带。结果第二天两膝肿胀疼痛，让许大姐感受到了不当饮食带来的伤害。从那以后，她饮食上严格控制，尿酸降下来就没再升上去了。

虾，不管是海里的还是河里的，都有较高的嘌呤含量，对于高尿酸血症患者来说，一次的摄食就足以致病。这是高尿酸血症患者，特别是痛风多发者要引起注意的。

当天许大姐来诊，为的是多年的风湿病。她说，年轻时辛苦，劳累过度，身体状况很差。一年夏天，买了一箱冰淇淋拎回家，走了不到300米，半边手足冷气入骨，连路也不会走了，到家后用热水冲了半个小时才暖和起来。但从那以后，关节病痛反复发作，比一般人都怕冷，每次到超市，卖牛奶的冷柜区域是不敢去的，一旦靠近就有凉气逼人的感觉。经过我用中药调治，自感关节冷痛、身体恶风寒现象得到改善，要用膏方来巩固疗效。

许大姐的话让小伙有所感触。他对我说，那我尽量注意吧，你给我开个方子，让我吃了鱼虾少发作。

吃虾引起痛风的案例，我的电脑里记录了不少。

> 徐女士，27岁，有大口喝酒，大块吃肉，吃虾、蟹、羊肉，血尿酸高至562μmol/L。
>
> 诸葛先生，48岁，痛风10年，近一周连吃3天醉虾，每天一碗，同时喝白酒半斤，两踝关节、跖趾关节肿痛，血尿酸560μmol/L。
>
> 陈先生，89岁，高血压20余年，服药控制中，去年6月25日痛风首发，左跖趾关节肿痛，服西药取效。昨天吃芦笋、虾皮，今早右跖趾关节肿大，按之痛，血尿酸545μmol/L。
>
> 刘先生，54岁，痛风五六年，每年发作一两次，今年已发作四五次，始发于左侧跖趾关节，现多在右膝关节。本次发作已有一周，膝关节疼痛，影响行走，局部有灼热感，起因是中午时吃了十几只明虾，当晚即痛风发作。
>
> 王先生，54岁，2010年8月22日就诊。2007年4月16日痛风首次发病，左跖趾关节肿痛，服用秋水仙碱有效。当年6月15日第二次发作，此后每年均有一次发作。本次发作约一个月，当时连续几天吃了不少豆腐，原有痛风部位红肿热痛，服用秋水仙碱有所减轻。2天前吃了虾仁，又见肿痛加重。苔薄腻，舌暗红，脉沉弦。治法：祛湿行瘀，兼以温通。用药：苍术12g，酒黄柏10g，川牛膝15g，炒薏苡仁30g，土茯苓30g，炒陈皮9g，桂枝9g，川草薢10g，桃仁10g，炒山楂15g，泽兰10g，车前子（包）10g，防己10g，焦神曲15g。

大闸蟹，大苦痛

早在2015年9月30日，《都市快报》记者葛丹娣女士就曾写过一篇采访我的文章，题为"吃了一只大闸蟹，48岁男子痛风发作，大脚趾肿得像核桃"。

现在是虾肥蟹美的季节，各种美食应接不暇。浙江省立同德医院主任中医师、浙江省中医药学会营养与食疗专业委员会主任委员施仁潮提醒，痛风患者饮食千万要"悠着点"，哪怕是病情稳定期，也不能由着性子吃喝。

这几天，施主任发现，他门诊中来看痛风的患者明显增多，其中最常见的是吃大闸蟹后痛风发作，差不多每天都有一两个。他说，饮食是痛风的主要诱因，每逢节假日，或时令食物上市，门诊中痛风的患者就会多起来。

施仁潮介绍，章先生，48岁，德清人，患痛风十多年。"那天早上，门诊患者比较多，叫到他时，"轰"地一下进来四五个人，患者是光着脚被背进来的。进到诊室后，他一直不停地哼哼，说，痛啊！痛死了！"

检查发现，章先生的情况有些严重，他两个大脚趾肿得像大核桃那么大，按上去很热，血尿酸高出正常值好几倍。

问其原因，上周末恰逢中秋节，章先生妻子做了一桌好菜，其中就有他最爱的大闸蟹。"大闸蟹我一次就能吃三四只，但自从得了这个病，好长时间没碰了。"章先生说，那天，他看着一家人吃得有滋有味，看得实在嘴馋，心想痛风大半年没犯了，少吃一点应该没事，就大胆吃了一只。

"痛风发作有多痛，我是知道的，所以，没敢多吃，就吃了一只。"没想到，当天半夜，他就被痛醒，连吃了两颗止痛药，还是痛得不行。第二天一早，家人就载着他从德清赶到杭州。

施主任说："大闸蟹是河鲜，它与草鱼、鲤鱼、鳗鱼、鳝鱼等水产一样属于中等嘌呤的食物，若是痛风急性发作期，肯定是不能吃的，病情稳定期可以少量尝一点，但是吃一整只就偏多了。再加上聚餐时菜肴丰盛，这个一口，那个一口，不知不觉就会超标。"

王先生，55岁，浙江绍兴人。2005年1月2日就诊。肥胖20多年，既往高脂血症（甘油三酯3.38mmol/L）、高血压病、糖尿病（尿糖11.29mg/dl）、脂肪肝病史。痛风半年，连续发作6次，跖趾关节、膝关节、指关节疼痛，服秋水仙碱、别嘌呤醇治疗。有嗜酒史，经常在饭店吃喝。他说喜欢海鲜，一次吃了大闸蟹后，半夜间突发关节肿痛，两大腿肌肉抽筋疼痛。苔黄腻，舌红，质胖，边有齿痕，脉濡数。血尿酸507μmol/L。寒湿痹阻，浸淫经络，治以温散宣通。用药：附片（先煎）15g，白术12g，茯苓20g，泽泻10g，苍术10g，防己10g，薏苡仁30g，车前子（包）15g，骨碎补18g，泽兰10g，皂角刺10g，地龙10g，水红花子10g，姜黄10g，川续断12g，白芥子10g，虎杖15g，炮山甲（先煎）6g。

泡椒猪肝吃出痛风

患者胡先生，30岁，有10年的痛风史，他的痛风就是因为吃动物内脏过多引起的。他说，那时穷，往往挑便宜的买，如猪肺、鸡杂，结果吃出了痛风。自从发病以来，每年均有发作，饮食不当则发作，行走稍多、劳累、阴雨天亦发作。今年来更是发作频繁，已发作十余次，吃大量腰果后发病。治法：祛湿活瘀。用药：苍术、炒黄柏、薏苡仁、土茯苓、炒陈皮、姜半夏、桃仁、泽兰、虎杖、怀牛膝、炒鸡内金、防己、山楂炭。

2014年3月24日《重庆晨报》题为"妻子连做半月泡椒猪肝丈夫吃出痛风"的文章，说的是吃猪肝痛风发病的话题。

范女士通过新闻了解到，春季是养肝的好时节，于是，半个月来每天都必做一道菜——泡椒炒猪肝。一个星期下来，丈夫王先生开始抱怨，"天天都有炒猪肝，吃多了腻人。"但范女士总是解释，吃猪肝养肝，食补总比吃药好。

两天前的晚上，王先生突然觉得手指关节疼痛得睡不着觉，而且口干舌燥，"以前从来没有这么痛过。"担心自己患了风湿病的王先生来到医院骨科就诊。尿检结果显示，尿酸值为454.5μmol/L，结合王先生关节疼痛等症状，判断其患上了痛风。医生解释，这跟王先生最近的饮食有关，动物肝脏属高嘌呤食物，大量食用就会引起痛风性关节炎发作。

齐先生，51岁，杭州下城区清泰街人。2006年9月24日就诊。去年6月，左手拇指关节红肿疼痛，打封闭针后痊愈。2个月前右侧踝关节扭伤，3周前脚被踩了一下，次日早上吃了一碗猪肝面，当晚即踝关节红肿疼痛。苔白腻，舌暗红，脉濡细数。治法：祛湿热，行瘀滞。用药：苍术12g，酒黄柏10g，制胆南星12g，川芎15g，白芷10g，焦神曲10g，桃仁10g，威灵仙10g，羌活10g，防己10g，酒地龙10g，土茯苓20g，桂枝6g，红花10g，川牛膝9g。

猪耳朵生病痛

　　猪耳朵是很好的下酒菜，但钱先生却因此痛风发病。他诉说，十多年前首发右踝关节周围疼痛，一周后缓解，而后左踝关节亦有发作，两外踝尖处痛风石明显。诉说自己吃不得猪耳朵，7年前的一天，在妹妹家吃了1只猪耳朵，当夜就足底部疼痛。半月后又去了妹妹家吃猪耳朵，当夜又疼痛发作了。

　　钱先生，53岁，杭州余杭金山镇人。2006年3月8日就诊。痛风10余年，曾有两次因吃猪耳朵痛风发作。本次右膝关节疼痛一周多，右足弓部疼痛，走动时加重，局部热痛肿胀。平素喝酒不多，但喜内脏，半月前吃过1只鸡。查血尿酸314μmol/L。苔黄腻厚浊，舌暗，脉细伏。治法：祛湿泄浊，行瘀通痹。用药：苍术10g，炒黄柏10g，薏苡仁30g，土茯苓20g，车前子（包）10g，虎杖15g，鸭跖草15g，泽兰10g，防风10g，防己10g，皂角刺10g，龙胆草3g，忍冬藤30g，土牛膝15g，焦六曲15g。3月25日二诊，服药3周，膝关节疼痛缓解，肿胀消去，右足底凹陷处时有疼痛。苔根白腻，舌质胖，边有齿痕，脉细伏。治拟祛湿泄浊，行瘀通痹。开了2个处方，汤药加上散剂。汤药处方系前方加减。散剂处方：制胆南星30g，苍术30g，酒黄柏20g，制川乌10g，龙胆草10g，川芎30g，桃仁20g，西红花20g。上药研粉，装胶囊中，每日3次，每次6丸，食后用温开水送下。

鸡肉致发病

痛风的发病，与摄入高嘌呤食物有关。鸡肉属于中高嘌呤食物，痛风患者应该少吃，尤其是在痛风关节炎发作期更当慎食。在尿酸控制良好、关节炎不发作的情况下，可以少量食用。对于痛风者来说，吃鸡肉时不吃鸡皮，不喝鸡汤，不吃油炸鸡，会更安全些。鸡蛋属于低嘌呤食品，痛风者可以食用，要注意的是，鸡蛋黄里含有较多胆固醇，应控制摄入量，一般一天一只蛋是适宜的。但如果是痛风同时有高脂血症、高胆固醇血症，则当审慎对待。

浙江绍兴王先生。有肥胖症、高脂血症、高血压病、糖尿病、脂肪肝、痛风病史。近一年来，痛风连续6次发作，发则跗趾关节、膝关节、指关节疼痛。有嗜酒史，多吃海鲜。本次就诊（2005年2月27日）是因为吃虾油卤鸡而发，半夜多关节疼痛，两大腿肌肉抽痛。苔白腻罩黄，舌淡，质胖，边有齿痕，湿润，脉濡数。治法：温经祛湿。用药：苍术、白术、附片、桂枝、防己、薏苡仁、威灵仙、鬼箭羽、皂角刺、桃仁、蜂房、姜黄、川续断、白芥子等。

缪先生，69岁，家住杭州市拱墅区。2005年9月5日就诊。1998年发现有肾结石；高血压病3年，服药调治中；痛风2年，已有七八次发作。此前海鲜、豆腐、猪肝、猪肠吃得多，发病最大特点是，吃鸡肉就会发作。本次就是因为吃了几块鸡肉引起的。7月14日以来，足跗趾关节疼痛，左右交替发作，局部红肿，按之痛。发病时大便干燥，小便短赤。苔白腻，舌暗红，脉弦实。治法：祛湿浊，消内积。用药：炒苍术10g，酒黄柏10g，薏苡仁30g，土茯苓30g，车前子（包）10g，虎杖15g，鸭跖草15g，桃仁10g，川牛膝10g，骨碎补18g，海金沙10g，威灵仙12g，炒山楂30g。2005年9月18日二诊：服上药后有出鼻血现象，苔白腻，舌红，脉弦细，前方加白茅根30g，炒金银花10g，淡豆豉10g，焦山栀10g。

刘先生，80岁，浙江温州泰顺人。2009年6月21日就诊。痛风10年，反复发作，四肢关节都曾有肿痛发作。多在吃内脏、鸡肉后发病，苔根浊腻，舌暗红，质嫩，脉弦实。治法：祛湿活瘀。用药：炒苍术12g，桂枝6g，土茯苓20g，川牛膝15g，厚朴10g，薏苡仁30g，姜半夏10g，山楂炭20g，神曲10g，胆南星9g，粉草薢10g，海风藤15g，红花6g。

能否吃甲鱼

有多位网友问及痛风能否吃甲鱼。有为亲人咨询的，想买只甲鱼让他补补，但怕痛风发作，特此询问；有为自己咨询的，为防止痛风发病，饮食已经特别注意，但不知能否吃甲鱼？还有人说，网上咨询相关问题，没有一个明确的回答，希望给予解答。

首先从甲鱼的嘌呤含量来分析。每100g甲鱼的嘌呤含量在75~100mg之间，属于含嘌呤中等的食物。由此推论，在痛风的发作期是不能吃的，缓解期可以少量食用。

但是，也有例外的。我曾碰到两个实际病例。一例是杭州许先生，痛风经过治疗后，病情得以控制，但在一次聚餐中吃了一只甲鱼腿，没两天痛风便复发，肿痛难忍，起不了床。另一例是诸暨店口的张先生，痛风3年，追究饮食习惯，平时吃鱼不多，不喝酒，豆制品也少吃，但每次吃螃蟹和甲鱼一定会发作。

所以，能否吃甲鱼，我是这样向患者交代的：一是病情完全稳定，尿酸在正常范围；二是苔不厚，胃不胀，口不苦。这两种情况可以吃些甲鱼。

这是基于两点考虑，一是甲鱼毕竟有一定的嘌呤含量，在尿酸高的情况下，有可能引起代谢紊乱，加重尿酸的沉积，导致发病；二是痛风按中医辨证，湿热阻滞证为多，苔厚、胃胀、口苦就是主要征象，甲鱼滋腻碍胃，有可能加重湿热壅阻，所以要有所顾忌。

病案治验

张先生，85岁，浙江诸暨店口人。2015年1月1日就诊。腰椎间盘突出症30余年，左腿行动不利；高血压病30年，服降压药中。痛风3年，吃螃蟹、甲鱼即痛风发作。一周前参加婚宴，吃了一小块甲鱼，一勺汤，第二天即右足拇指肿痛，大便不成形，连解三四次。苔浊腻，舌暗红，脉弦数。治法：化痰湿，行瘀浊。用药：苍术12g，炒陈皮10g，姜半夏10g，茯苓15g，威灵仙15g，车前子（包）10g，酒红花6g，桂枝5g，炒山楂15g，延胡索10g，炒防风10g，炒薏苡仁30g，焦六曲15g。

豆类、豆制品要审慎

豆类及豆制品与痛风的发病有着密切的相关性。

大豆的嘌呤含量略高于瘦肉和鱼类，豆腐、豆腐干等经过加工后，挤去了"黄浆水"，溶解了很大一部分嘌呤，其嘌呤含量已有下降，比肉类、鱼类要低些。做豆浆时，会加入大量水分，嘌呤得以稀释，每日喝一杯豆浆并不会引起嘌呤摄入量增加以至痛风发病。所以，适量地食用豆类和豆制品，不必过于担忧。

但对于体内尿酸特别高的患者，而且痛风反复发作，或急性发作之时，豆类乃至豆制品都要有所顾忌。干豆类如干黄豆、干黑豆、干绿豆等，嘌呤含量较多，会加重痛风，需要严格限制摄入量，尽量少吃或不吃。普通的大豆制品如豆浆、豆干、豆腐、腐竹和嫩豆类的蔬菜等，属于中等含量嘌呤的食物，病情稳定时少量食用是可以的。

病案治验

刘先生，54岁，杭州西湖区某机械设备厂工人。2006年8月19日因膝关节肿痛前来就诊。自述痛风五六年，常吃豆制品，喜食小豆腐干，原先每年发作一两次，今年已经四五次。开始时左足跗趾关节，现多在右膝关节，本次发作已有一周，膝关节疼痛，影响行走，局部有灼热感，起因与聚餐时吃了豆制品和十几只明虾有关，中午吃了，当晚就发作。他形体肥胖，体重88.5kg，身高177cm，腹部膨隆，血尿酸598μmol/L（2005年12月24日），甘油三酯178mmol/L。彩色多普勒超声报告：脂肪肝、胆囊炎、胆囊多发结石、肝多发囊肿。诉其父痛风20余年，长期服用别嘌呤醇，3年前因老年痴呆去世，享年87岁。颈项不适，右肩关节酸痛，天冷时发作。血压临界。很少活动，易疲乏，头发花白。苔薄腻，舌暗，边有齿痕，脉沉弦。治法：祛湿活瘀。用药：苍术10g、炒黄柏10g、薏苡仁30g、土茯苓30g、虎杖15g、鸭跖草30g、桃仁10g、泽兰10g、川牛膝15g、水红花子10g、胆南星9g、全蝎3g、地龙10g、陈皮10g、姜黄20g。

杭州杨先生，56岁。2013年12月21日就诊。多吃豆制品，喝啤酒（每天2瓶），海鲜吃得不多。30岁时左踝关节痛，因父亲痛风，诊治时要求查尿酸，而后确诊。今年8月发作一次，10月又发，两足拇指、踝关节均有发作，血尿酸570μmol/L。进服中药7剂时，疼痛加重，再7剂肿痛消，局部松解，口干，大便畅解，苔薄腻，舌暗红，脉弦关大。治法：祛湿浊，清热毒，养阴行瘀。用药：苍术10g，酒黄柏10g，制胆南星10g，神曲10g，桃仁10g，威灵仙10g，防己10g，红花5g，虎杖15g，金银花15g，秦皮10g，土茯苓20g，石斛12g，炮山甲粉（吞服）2g，生白芍15g。

当心喝出痛风

痛风发病的一个重要原因，是嘌呤代谢失常。种种原因引起代谢紊乱，使嘌呤排泄障碍，导致痛风发病。酒既含有一定量的嘌呤成分，同时因为酒精在体内代谢过程中，会抑制尿酸排泄，导致尿酸增高，引起痛风发病。

酒的主要成分是乙醇，它可诱发糖原异生障碍，导致体内乳酸和酮体积聚。乳酸和酮体中的β-羟丁酸能竞争性抑制尿酸排泄，易诱发痛风。

《孟河费绳甫先生医案》：胞弟惠甫，嗜饮病痹，右腿足作痛，不能步履。家慈忧之，恐成残废。余诊脉弦细，是湿热入络所致。化湿通络，其痛自止。家慈曰：病果可愈，吾复何忧。方用生薏苡仁四钱，川草薢钱半，地肤子三钱，西秦艽一钱，南沙参四钱，川石斛三钱，象贝母三钱，鲜竹茹钱半，薄橘红五分，冬瓜子四钱，丝瓜络钱半，嫩桑枝八钱。连服十剂，腿痛已止，步履如常。案中提到的嗜饮，指的是喜好喝酒。

郑男，39岁。2014年9月17日初诊。痛风9年余，左脚第一跖趾关节始发，初次发作后一年多未发作。2010年开始半年发作一次，2011年、2012年发作次数频繁，今年以来已经发作4次。平时因忙于工作，没有规律治疗，发作时就吃秋水仙碱，疼痛剧烈难忍时服用双氯芬酸钠。右手肘关节和两足第一跖趾关节疼痛，大便每日2次，舌质红，苔黄腻，脉沉弦有力。用药：麸苍术12g，炒黄柏10g，土茯苓15g，姜半夏9g，威灵仙15g，蚕沙10g，桂枝6g，羌活10g，怀牛膝12g，神曲10g，酒地龙10g，虎杖15g，海风藤15g，炒山楂

12g，龙胆草3g，炒鸡内金15g，车前草20g，鸭跖草20g。2014年9月24日二诊：肘关节疼痛消除，左足第一跖趾关节处稍有隐痛，大便日一行，苔薄腻，舌暗红，脉沉弦。原方去龙胆草、羌活，加用金银花15g，制大黄10g。

朱先生，32岁，2009年5月31日就诊。肥胖（体重90kg，身高171cm），痛风四五年前发作一次，左踝关节红肿热痛，活动受限，尿酸高。随后一年发作一两次，近一年每月发作一次，踝、膝关节交替肿痛。他说他是做服装的，应酬多，聚会就会喝啤酒，一次会喝20多瓶；最近改喝白酒了，一次七八两。苔薄舌红，脉沉。治法：清泄热毒，活血行瘀。用药：苍术10g，黄柏10g，土茯苓20g，川牛膝15g，龙胆草3g，海风藤15g，车前草30g，威灵仙12g，鸭跖草30g，桃仁10g，泽兰10g，鲜铁皮12g，青陈皮（各）10g，山楂炭30g。

花生引发痛风

网上有一篇新闻，记者介绍，72岁的万爹爹，因为痛风发作，不得不住进医院。经过一段时间治疗，病情已经好转。一日，老人见别人吃油炸花生米很香，忍不住也吃了2勺。不到1个小时，万爹爹的痛风再度发作，不得不推迟出院，重新治疗。

很多人闲着时喜欢吃瓜子和花生，殊不知这为痛风发病埋下了祸根。我的一位患者，52岁的马先生就是因为边看电视边吃花生，吃进了医院。

他身体壮实，是货车司机，七八年前查出痛风，发起病来就吃西药止痛，没想到足拇指不断肿大，一次严重发作后，皮肤溃破流出豆腐渣样东西。尝到痛风的苦痛后，他把酒戒了，饮食也相当注意，海鲜、豆制品、动物内脏等统统被他列入"黑名单"。

在一次聚餐时，牛肉、花生米就放在自己的面前，马来先生禁不住吃了一些，第二天右足拇指肿痛厉害，两足背也肿，用了地塞米松针剂才止住疼痛。接着的一次长假期间，马先生休息在家，边看电视边吃花生，3天后，发现脚背、脚踝、脚趾明显肿了，红红的，走起路来很痛。

花生也不能多吃？马先生有些纳闷。我告诉他，花生的嘌呤指数为96.3mg，也就是每100g花生中含有嘌呤96.3mg。较腰果的嘌呤指数80.5mg、白芝麻的89.5mg都要高一些，属于中等嘌呤含量的食物。在痛风稳定时，可以少量食用，但不能多吃。另外，花生多油，属于高脂食物，而高脂饮食会减少尿酸排出，诱发或加重病情，所以，痛风急性发作时不能吃花生，痛风缓解期也只能少量吃一点。

马先生，52岁。2014年5月10日就诊。痛风史七八年，左足跖指曾破溃，有豆腐渣样东西流出，本次因食花生米痛风发作，血尿酸630μmol/L，肾结晶。左跖趾指关节肿痛，按之热，周围多黑晕，中间有脓头。苔白浊腻，舌暗红，脉弦实。治法：祛湿热，化瘀浊。用药：苍术、炒黄柏、土茯苓、川牛膝、金银花、生大黄、连翘、车前草、鸭跖草、威灵仙、地龙、胆南星等。同时配用芒硝，加入第3次煎煮的药汁中，外洗。2014年5月17日二诊，疼痛减轻，肿消，稍有痛感。2014年5月24日三诊，诉疼痛只剩原来的十分之一，走路多了还会踝关节、足掌不舒服。2014年5月31日四诊，病情完全稳定。

菌类食物当审慎

菌类的嘌呤含量很高，尤其是香菇，经常食用有痛风的危险。

杭州高先生，64岁，痛风20余年，右足拇指先发，继则踝关节、左踝关节疼痛。吃海鲜呛蟹、毛蛤以及豆制品，一点点下肚就会发作。还有一个特点，吃香菇、蘑菇等菌类食物以及苹果，也要痛风发作。短则1天，长则10天，西药吃遍了，效果都不稳定，布洛芬缓释胶囊吃一颗不见效，吃2颗后半小时有效果，可持续12小时。发作日趋频繁，病发之时，疼痛剧烈，不能下地行走，缓解时则疲乏无力。2003年11月19日找我诊治。右踝关节肿痛一周，按之疼痛，不能下地，面容痛苦，面色暗滞，由妻子扶持着前来就诊。诉说已很注意饮食了，避开引发疾病的可疑食物，吃得清淡，但仍反复发作。苔黄腻厚浊，质燥，舌红，脉弦数。检查：血尿酸614μmol/L，血压146/90mmHg。辨治：湿热流注，痹阻经筋，宜清热泄浊以蠲痹，兼行瘀滞。用药：炒黄柏10g，萆薢10g，酒地龙10g，苍术10g，胆南星10g，泽泻10g，威灵仙10g，桃仁10g，川牛膝12g，海桐皮12g，薏苡仁18g，虎杖18g，土茯苓30g。

病案治验

黄先生，62岁。2010年6月20日就诊。1个月前左跖趾关节红肿疼痛，经西医药治疗病情稳定。前天吃了盐鸭蛋和菌干炒贡丸，昨天痛风又发，左跖趾关节红肿热痛，血尿酸541μmol/L。曾有胃出血病史，多发荨麻疹。苔浊腻根厚，脉濡数。治法：祛湿化浊，活瘀行滞。用药：苍术12g，薏苡仁45g，土茯苓30g，当归10g，川芎10g，川牛膝12g，姜半夏10g，鸭跖草30g，车前草20g，陈皮10g，酒地龙10g，厚朴10g，藿香10g，红花10g，白豆蔻（后下）6g。2010年7月4日二诊，进药来病情稳定，尚有隐痛，苔薄黄腻，舌暗红，脉濡数。拟祛湿化浊、活瘀行滞法再进，前方加减。

番茄诱发痛风

一则来自国外的健康信息：新西兰一项研究证实，痛风患者吃番茄会诱使痛风发作，导致疼痛难忍。

研究中，专家对2051名确诊临床痛风患者进行调查，71%的参试者表示，吃一种或多种食物会诱发痛风，其中20%的痛风患者表示番茄是痛风诱发食物。这一统计结果在诱发痛风的食物排名中，番茄位居第四，仅次于海鲜、酒和红肉。

在确定番茄为痛风诱发食物后，研究人员又分析了美国3项长期研究涉及的12720名男女参试者的相关数据。结果表明，吃番茄会导致血液尿酸水平升高，其尿酸升高幅度与其他诱发痛风的食物相差无几。

一般而言，痛风者对于高嘌呤食物应当严加控制；但一些嘌呤含量并不高的食物，照样会引发痛风，这是人们所忽视的。

每100g番茄含有的嘌呤为4.3mg，属于低嘌呤含量的饮食。应该说，痛风患者是可以正常食用的。但新西兰的研究者告诫说，对于吃番茄后痛风发作的患者来说，应当严格避开番茄。这是应该引起重视的！

对于嘌呤含量不高仍易引发痛风的食物还是需要提防的。我治疗过的痛风患者，有吃苹果导致痛风发病的，也有吃橙子痛风肿痛加重的，番茄也属这一类。

果汁喝出痛风

钱江晚报曾发过一篇文章，题目是"杭州16岁男孩患上痛风！不喝酒不吃海鲜，只喝这玩意！家长后悔万分！"

文章介绍，气温升高，又到了喝啤酒吃烧烤的季节，很多人都知道喝酒、吃海鲜容易导致痛风，但还有一种常见的食物也会造成痛风，却被很多人忽略了。

最近，浙江中医药大学附属第二医院接诊了一位16岁的痛风患者。这个男孩小小年纪发生痛风的原因竟然是每天喝果汁！

上初中的男生小利，半夜突然出现左脚大拇指红肿热痛，赶到医院，检查下来发现血尿酸高于$600\mu mol/L$，双能CT显示在左脚大拇指中有许多尿酸盐结晶，被确诊为痛风。

痛风一般是中老年男性多发，十几岁的男孩怎么会得这个毛病？住院治疗中，医生仔细询问了他的病史、饮食习惯及生活作息等情况，发现他得痛风很可能与他长期喝果汁有关系。

小利不喝酒，也不爱吃海鲜，但是他有一个从小就有的习惯：渴了不爱喝水，爱喝甜的饮料。因为觉得一般饮料都有一定的添加成分，所以家里人只让小利喝果汁类的饮料，或者把水果榨成汁给小利喝。小利平常很少喝水，基本都用果汁代替，一天少的时候喝一杯，多的时候喝四五杯。

得知自己的痛风跟长期喝果汁有关系，小利很纳闷，感觉果汁应该是挺营养，挺健康的，怎么还会诱发痛风？

🐌 小贴士

研究表明，果糖摄入过多是导致痛风和高尿酸血症患病率升高的重要原因。果糖代谢第一步就会增加嘌呤的生成，因此果糖摄入越多，体内嘌呤含量也就越高，嘌呤会最终代谢为尿酸。如果果糖摄入持续过高，则肾脏对尿酸的分泌过程也会被抑制，从而导致血液尿酸增高，诱发痛风。果汁中富含果糖，一是因为新鲜水果本身含糖量就高，一旦榨成果汁，大量纤维素都被当成渣滓丢弃，而其中的糖却被充分释放。另外果汁类饮品在加工的时候往往还会添加糖分和其他添加剂。摄入大量的果糖易诱发痛风。

补品引发痛风

许多人总认为自己体虚，动辄进补，除了食补，保健品、补益药都会选用。但要注意，痛风者补品选用不当，会引起病痛发作。

海宁陈先生，55岁。2009年6月6日就诊。痛风10余年，时有发作，近两年来左足跟部痛风石明显，春节吃了8盒虫草类保健品，而后左侧踝关节红肿疼痛，反复发作至今，苔白腻，舌红少津，脉弦缓。治法：搜风除湿，凉血活瘀。用药：苍术10g，炒黄柏10g，薏苡仁30g，土茯苓20g，防风10g，桂枝6g，海风藤15g，虎杖15g，鸭跖草30g，桃仁12g，泽兰10g，炒金银花15g，秦艽10g，川牛膝12g，姜黄10g。2009年10月17日二诊，诉原方有效，当地按此方加减，调治近两个月，病情稳定。苔薄腻，舌暗红，脉弦数，要求中药巩固疗效，原方加减续进。另配散剂，建议在喝汤药后接着服用。用药：苍术30g，炒黄柏30g，炒鸡内金30g，三七20g，水蛭20g，地龙30g，姜黄30g，石斛50g，红花30g，炮山甲30g，砂仁10g，九制何首乌50g。上药研粉，装胶囊中，每日2次，每次6丸，食后用温开水送下。

这些食物可以多吃

　　本章介绍痛风者可以食用并宜多吃的饮食物，共14题。有些食物是痛风者要吃还宜多吃的。要多喝水，每天喝3000ml，多吃碱性食物。食物中的冬瓜利水湿，黄瓜清热利水，苦瓜清火开胃，马齿苋祛热毒，荸荠清热生津，菱角清暑热，空心菜去肿毒，芦笋缓解关节疼痛，魔芋行瘀消肿，这些都是宜吃食物。至于药食两用之品，百合含有秋水仙碱成分，被认为是食物中的痛风药。茯苓是一年四季都宜服食且有助于痛风防治的良品。书中还提供了土茯苓炖甲鱼、葱木煮瘦肉、决明山楂饮等可选用的药膳。

百合也是痛风药

百合的取名来源于它的形状：鳞茎呈球形，由许多瓣抱合而成。中医学中还有个古老的病名——"百合病"，症状表现是神情不宁，沉默少言，欲睡不能睡，欲行不能行，欲食不能食，似寒非寒，似热非热，口苦尿黄。治疗该病的主药是百合，因此而得名。

百合味甘，性微寒，功能润肺止咳，清心安神，主要用于治疗肺热咳嗽、虚烦惊悸，以及失眠多梦等。

现代研究发现，百合有调节人体免疫功能，防治一些化学药品所致的白细胞减少症等作用；有较好的祛痰镇咳平喘作用，可用于治疗老年性支气管炎、支气管哮喘等；可调节神经系统的活动，平息情绪激动，使人感到欣快，从而有治疗失眠、改善不良情绪的作用；同时有强身健体、滋润皮肤的功效。它含有蛋白质、脂肪、淀粉及少量钙、磷、铁。

百合还含有秋水仙碱，而秋水仙碱制剂是临床治疗痛风的特效药，它可通过抑制C5a和白细胞三烯B4抑制多种核白细胞的趋化作用，从而改善关节炎症状。百合所含的秋水仙碱对痛风有明显的治疗作用，但其含秋水仙碱量甚微，长期食用才能发挥其治疗功效，而且较秋水仙碱制剂更安全，无毒副作用。

百合汤

原料：百合30g。

做法：将百合洗净，加水浸1小时后，放炖盅中，连同所浸的水一并倒入，上笼蒸熟，一次吃下。

百合炒芦笋

原料：百合100g，芦笋250g，菜油、清汤适量。

做法：将百合掰开，洗净；芦笋取鲜嫩者，洗净，切段用。锅中放油，烧至七成热，下芦笋炒一下盛起；锅中加油再烧热，倒入百合炒至半熟，然后将芦笋放回锅中，放盐炒入味，佐餐食用。

百前蜜

原料：百合30g，车前子20g，蜂蜜2匙。

做法：百合、车前子放入锅中，加水足量，浸1小时后，煎30分钟，连煎2次，将2次药汁混合，加蜂蜜搅匀后，分2次喝下。

病案治验

杭州杨先生，56岁。30岁时左踝关节痛，因父亲痛风，诊治时要求查尿酸而确诊。进一步询问得知，父亲、他和三个兄弟都是高尿酸血症，有痛风发病史。其中一个哥哥每天吃百合，结果病情稳定，他和另两个兄弟都在吃别嘌呤醇降尿酸。他体重85kg，身高178cm，平时多吃豆制品，多喝啤酒，一天2瓶。30多岁时就曾痛风发作，45岁后每年均有发作，先是止痛药布洛芬、吲哚美辛，后来吃别嘌呤醇、苯溴马隆。2022年8~10月，两踝关节、足拇指肿痛，血尿酸曾高至600μmol/L。12月21日初诊，进服清化热湿中药，初服7剂时痛加重，再7剂肿痛消，局部松解。

冬瓜利水湿

笋干煮冬瓜

原料：冬瓜500g，笋干100g，杂排200g，盐适量。

做法：冬瓜削去皮，去瓤，洗净，切成0.5cm厚的片；笋干清洗干净，较大者用手扯开；杂排切碎，放锅中，加水煮沸5分钟，取出用凉水洗净。锅中放水足量，下杂排、冬瓜、笋干，用旺火煮沸，再改用小火炖煮至肉熟、冬瓜烂，加味精食盐调味，佐餐食用。

冬瓜瘦肉煲

原料：猪瘦肉250g，冬瓜1500g，薏苡仁60g，食盐适量。

做法：冬瓜连皮带籽用，洗净，切成小块；薏苡仁加水浸半天；猪瘦肉用温水洗净，切成小块；把全部原料放瓦罐中，加水适量，用旺火煮沸后，改用文火煲2小时，加食盐、味精调味，佐餐食用。

小贴士

冬瓜性微寒，味甘，有清热解毒、润肺消痰、除心胸满闷、定喘止咳、利水消肿、减肥的食疗作用，有助于防治咳喘、口疮、胀满、水肿、肾炎、冠心病、糖尿病、肺脓肿。多余的物质堆积即为毒，水湿滞留体内，不及时祛除，会对身体有害。冬瓜有利尿排湿的功效，食用后，能通过利尿使滞留在体内的水湿祛除，适宜于肥胖者减肥轻身，肾炎水肿、糖尿病、高血压病、高脂血症者排毒健身。研究发现，冬瓜含有一种叫丙醇二酸的化合物，能抑制糖类转化为脂肪，可以防止脂肪在体内堆积，达到消肥降脂的效果。冬瓜的皮和籽利水祛湿作用比瓤更强，欲提高利水排毒效果，以皮、籽合用为好，烧煮时可将皮与籽一并放入。

黄瓜清热利水

鸡肉炒黄瓜

原料：鸡肉100g，黄瓜片250g，菜油、葱、生姜、精盐适量。

做法：鸡肉用温水洗过，切成薄片，上浆后备用；黄瓜洗净，刨去皮，切成薄片；葱洗净，切成葱花；生姜少许，切成细丝。将炒锅放旺火上，烧热后，放菜油烧至七成热，下葱段、生姜丝煸出香味，再投入鸡肉片、黄瓜片，放精盐，加盖煮5分钟，即可食用。

黄瓜火腿汤

原料：黄瓜250g，火腿肉100g，精盐适量。

做法：黄瓜洗净，切成小块；火腿肉用温水洗过，切成细丝，放开水中烫一下，捞出，沥去水。将火腿丝与黄瓜同放锅中，加水烧至熟，放精盐调味，即可食用。

小贴士

黄瓜性凉，味甘，有清热解毒、利水除湿、镇痛、滑肠的作用，有助于防治目赤、黄疸、咽喉肿痛、热病烦渴、热痢吐泻、小便不利、肾炎水肿、肥胖、小儿积食等。黄瓜具有一定的利尿功用，能促进排出潴留在体内组织间过多的液体，不仅可以预防水中毒，而且还能使机体组织细胞不受毒素损害，维护机体组织细胞正常的生理功能。黄瓜含有的大量钾盐，具有加速血液新陈代谢、排泄体内多余盐分的作用，对保持肌肉弹性和防止血管硬化有作用。黄瓜中的细微纤维素还能够促进胃肠蠕动，加速体内腐败毒素的排泄，并能降低血中胆固醇含量。

苦瓜清火开胃

海米拌苦瓜

原料：海米100g，苦瓜250g，香菜30g，豆豉50g，大蒜泥、花椒油、醋、精盐适量。

做法：苦瓜洗净，剖开去核，切成细丝，放沸水中氽过备用；海米用温开水浸1小时，剁成细末；香菜洗净，切成小段。将豆豉放锅内，加精盐、大蒜泥、花椒油、醋，并放少量开水，煮沸后搅拌匀。将苦瓜、海米同放碗内，加入由豆豉等调好的料汁，搅拌匀，加入香菜段，即可食用。

苦瓜炒肉丝

原料：苦瓜300g，瘦猪肉50g，菜油、精盐适量。

做法：苦瓜去皮及籽、瓤，洗净，先切成段，用精盐腌制片刻，除去苦味，再横切成片；瘦猪肉用温水洗过，切成细丝。炒锅放火上烧热，放菜油烧至七成热，下肉丝煸炒一下，再放入苦瓜一并煸炒片刻，加水适量，焖烧5分钟，加精盐调味，即可食用。

苦瓜的苦味甚重，欲减少苦味，可削去皮，也可将苦瓜片放水中浸5分钟，烧炒前放沸水中氽一下，炒时放点糖。

🌀 小贴士

苦瓜性寒，味苦，有清火开胃的作用，有助于去暑热，除心烦，除口臭。苦瓜一类苦味食物是维生素B_{17}的重要来源。维生素B_{17}的主要成分是氰化物、苯甲醛和葡萄糖，这种氰化物化学性质并不活泼，对于正常的人体细胞不起破坏作用，但对于癌细胞却能产生较强的杀伤力，起到抗癌的作用。苦瓜中含有苦瓜蛋白，可提高机体的免疫功能，能促进免疫细胞消灭癌细胞，对防治癌症有效。从苦瓜中提取的这种活性蛋白有望成为防癌抗癌的新药。

马齿苋祛热毒

蒜泥马齿苋

原料：大蒜30g，鲜马齿苋500g，葱白10g，精盐、芝麻油适量。

做法：大蒜去皮，捣成泥；葱白切作细末；马齿苋去根，洗净，切成小段，入沸水中烫一下，捞出沥干，放盐拌匀，抖散，再拌入大蒜泥、葱白末，盛于盘中，淋上芝麻油即成。

马齿苋炒黄豆芽

原料：马齿苋150g，黄豆芽250g，菜油、芝麻油、湿淀粉、精盐适量。

做法：马齿苋洗净，放沸水中沸1分钟，捞出沥干，切成段；锅内放菜油，烧至七成热，下黄豆芽煸炒一下，加水适量，将黄豆芽焖至七成熟，再加马齿苋炒熟，加盐、湿淀粉，淋上芝麻油，即可食用。

小贴士

马齿苋性寒，味甘、酸，有清热解毒、消炎止痛、凉血消肿的作用，有助于防治细菌性痢疾、急性胃肠炎、急性尿路感染、肾炎水肿、乳腺炎、赤白带下、痈肿疮疖、丹毒、瘰疬等。马齿苋含有大量的去甲肾上腺素和大量的钾盐、二羟基苯乙胺及维生素A、维生素B、维生素C、维生素P等，尚含生物碱和蒽醌甙等。马齿苋有良好的抗菌作用，对痢疾杆菌、伤寒杆菌、大肠埃希菌和常见致病性皮肤真菌均有抑制作用，可用于痢疾及各种炎症的辅助治疗。

荸荠清热生津

荸荠荠菜丸

原料：鲜荸荠200g，荠菜300g，猪肉150g，虾米适量，香菇50g，火腿肉50g，鸡蛋清2只，生姜、熟猪油、湿淀粉、黄酒、精盐适量。

做法：荸荠洗净，削去皮，剁作细末；荠菜煎去根，洗净，放沸水中煮一下，剁作末；猪五花肉用温水洗净，剁作末；香菇加水浸涨，洗净，剁作末；虾米、熟火腿用温水洗过，分别剁作细末；生姜洗净，剁成细末。将各种细末放在一起，再剁拌至匀，盛碗内，加生姜末适量，磕入鸡蛋，放黄酒、精盐适量，充分拌匀，搓成圆球丸子。将炒锅放旺火上，烧热后放熟猪油，烧至六成热，将丸子逐个放入锅中，炸至外壳浅黄色时捞出。待油烧回至八成热时，再将丸子一起放回锅中，炸至金黄色，捞起装盘食用。

荸荠炖海蜇

原料：荸荠250g，海蜇150g，精盐适量。

做法：荸荠削去皮，洗净，切成薄片；海蜇用水反复浸泡，洗净盐味，切成丝。将荸荠、海蜇同放锅内，用旺火烧开后，改用文火炖至海蜇烊化，放精盐调味食用。

蕹菜荸荠汤

原料：鲜蕹菜250g，荸荠10枚，菜油、精盐少许。

做法：蕹菜洗净，切好；荸荠洗净，削去皮，切成薄片。锅中放油，烧至七成热，入荸荠、蕹菜翻炒几下，加水足量，放盐煮5分钟后食用。

小贴士

荸荠，味甘性寒，有清热生津的作用。在各种热病过程中，出现津伤发热，均可食用荸荠。热病伤津、风火赤眼、黄疸湿热、咽喉肿痛、饮食积滞、大便下血等均宜食用。痛风多热毒内盛，荸荠是宜于多吃的食物。荸荠多汁，也可绞取汁服用。荸荠汁合梨汁、藕汁、芦根汁或麦冬汁同用，对发热、烦渴病症有辅助治疗作用。荸荠与海蜇相配，是传统名方雪羹汤，擅于清热解毒、化痰消积、开胃健脾，多用于支气管炎及呼吸系统、消化系统肿瘤。

菱角清暑热

鲜菱肉汤

原料：菱肉10个，紫菜25g，精盐、芝麻油适量。

做法：鲜菱肉去膜洗净，先切成薄片，再切成丝；紫菜扯成小块；将

81

菱肉丝放锅内，加水足量，加盖煮沸3分钟，放入紫菜，加盐调味，淋上芝麻油，即可食用。

菱烧豆腐

原料：菱肉200g，鲜蘑菇100g，嫩豆腐500g，菜油、生姜、芝麻油、盐适量。

做法：鲜菱肉去薄衣洗净，每只切作4块；鲜蘑菇剪去柄，洗净，一切为四；豆腐切作小块备用；生姜洗净，切成细丝。将炒锅放旺火上，烧热后放菜油，烧至七成熟，下菱肉拌炸一下，捞出沥干油。将锅放回火上，待油温回到七成热时，下蘑菇拌炸一下，捞出沥油。油锅内放生姜丝，煸出香味，下豆腐稍炸一下，加水，再放菱肉、蘑菇，并放精盐，加盖，烧煮10分钟，淋上芝麻油，起锅装盘，即可食用。

菱粉粥

原料：菱角粉30g，糯米50g，白糖适量。

做法：将菱角去壳切片，晒干后研为细末。将菱角细末与糯米同入砂锅，加水500ml左右，以文火煮成粥，加入白糖调味即成，作早餐食用。

🐌 小贴士

嫩菱可作水果直接食用，作为蔬菜也是烹饪的好原料，有很好的保健和药用价值。它性凉，味甘，有清暑解热、除烦止渴的作用，适宜于痔疮出血、痢疾、酒精中毒及癌症患者食用。菱肉含有蛋白质、维生素C、葡萄糖、淀粉、矿物质等，可作为水果、蔬菜，并有药用价值。菱肉含有一种能抗肝癌腹水的物质，对癌细胞有一定抑制作用。日本一项实验证实，用鲜菱肉30枚，加水用文火煲成褐色浓汤，分2~3次喝汤，对子宫癌、胃癌有疗效。临床还用菱蜜茶治疗胃癌，方法是取老菱的外壳，晒干，研细末，每次6g，加蜂蜜一匙，用开水冲饮。

🔲 空心菜去肿毒

火腿片镶空心菜

原料：空心菜200g，火腿肉50g，菜油、精盐适量。

做法：空心菜洗净，放沸水中煮一下，捞起，放凉水中洗过。火腿肉用温水洗过，切成薄片。将炒锅放旺火上，烧热后放菜油，烧至七成热，下空心菜炒几下后，倒入火腿片，并放盐，稍炒一下盛起，上桌食用。

蒜泥空心菜

原料：空心菜200g，火腿肉50g，大蒜50g，芝麻油、精盐各适量。

做法：空心菜洗净，放沸水中煮熟，捞起，切细；火腿肉用沸水烫洗一下，剁成细末；大蒜剥去衣，捣成泥。将以上原料放大碗中，加入调料搅拌匀，即可食用。

小贴士

空心菜性寒，味甘，有清热凉血、解毒消肿、健脾利湿、润肠通便的作用，有助于防治食物中毒、小儿胎毒、疔疮痈毒、丹毒、便秘、尿血、痢疾及毒虫咬伤。据记载，空心菜能解多种毒，内服解饮食中毒，外用治一切胎毒，其他如野葛中毒、砒毒、食狗肉中毒，食之都有一定效用。空心菜中含有果胶，能使体内有毒的有机物质加速排泄，其所含的木质素可将巨噬细胞吞噬细菌的活力提高2~4倍。它含有维生素A，能抑制某些致癌物的活性，其纤维素可增强肠蠕动。紫色的空心菜还有胰岛素样成分，可用于防治糖尿病。它还有降低血压和治疗因高血压引起的头痛的作用，还有助于降脂，血脂高者宜多食用。

芦笋缓解关节疼痛

芦笋浓汤

原料：芦笋1000g，鸡清汤400ml，鲜奶油100g，蛋黄2个，土豆2个，精盐、胡椒粉适量。

做法：芦笋去硬皮，洗净，煮锅内放清水500ml，放芦笋煮15分钟，捞出；芦笋煮软的上部嫩尖切下，剩下的部分切成段，再放入锅内；土豆去皮，洗净，入锅。再加鸡汤和煮芦笋的水，用温火煮25分钟；捞出菜，绞成菜泥；蛋黄加鲜奶油，打成蛋液后与菜泥混合，搅拌，倒入汤里，搅打，放盐和胡椒粉，调好口味，再烧开，加入备用的嫩芦笋，即可食用。

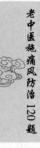
芦笋百合煲

原料：薏苡仁100g，芦笋100g，鲜百合100g，香菇30g，猪瘦肉150g，生姜15g，食盐适量。

做法：薏苡仁加水浸半天，放汽锅中煮至锅鸣叫3分钟，住火候凉；芦笋洗净，切成小段；百合洗净，逐片掰开；香菇加水浸1小时；瘦猪肉用温水洗净，切成长3cm、厚1.5cm的块；生姜洗净，切成薄片；薏苡仁、百合、芦笋、香菇连同猪瘦肉一并放瓦罐中，加水足量，用文火炖1小时，佐餐进食。

🐌 小贴士

芦笋是一种碱性食品，食用后其中的碱性成分可中和体内的酸性物质。常食之可改变体内酸性环境，调节酸碱平衡，从而可避免和减轻酸性食物对人体的危害，对关节疼痛患者的调治有裨益。芦笋还含有清除异味物质的作用，可将摄入体内或积存于体内的许多毒芳香类物质排出体外。芦笋中所含的天门冬酰胺还是一种有效的肾脏排毒清洁剂，具有清除肾脏结石的作用；同时芦笋还能降低肾小管的重吸收，具有利尿排毒作用，这也有助于缓解关节疼痛。芦笋中所含的胡萝卜素是调节人体生理功能的重要成分，有助于防癌抗癌。它所含的维生素C和纤维素，既能增进细胞间质功能，成为防止癌细胞生成的第一道障碍，又能刺激肠管蠕动，使肠道内积存的致癌物质尽快排出体外。它所含的芦笋苷结晶富含组织蛋白，能有效地控制癌细胞生长。它所含的微量元素硒有抗癌作用。芦笋还含有芦丁成分，可降低血压、软化血管，可作为冠心病、高血压病患者的辅助治疗食物。芦笋的维生素、矿物质含量较高，蛋白质、糖等含量较低，是一种低热量的蔬菜，食之不会使人肥胖。痛风多发于肥胖者，或兼有肥胖，食用芦笋颇为有益。

魔芋行瘀消肿

魔芋豆腐

原料：魔芋豆腐250g，黑木耳50g，葱、生姜、菜油、湿淀粉、精盐适量。

做法：魔芋豆腐切成5cm长、3cm宽的片；黑木耳加温水浸涨，切成小块；葱洗净，切成段；生姜洗净，切成细丝。将炒锅放旺火上烧热，放入菜油，烧至七成热，下葱段、生姜，煸出香味，下魔芋豆腐，稍烤一下后，加足量水，放入黑木耳、精盐，加盖煮一下，用湿淀粉勾芡，起锅食用。

凉拌魔芋丝

原料：魔芋豆腐250g，海米50g，皮蛋1只，葱、芝麻油、酱油适量。

做法：魔芋豆腐切成丝，放在盘中；皮蛋磕破，去壳，切成菱形小块，摆放在魔芋豆腐的周围；海米加沸水浸半小时，剁成细末，放在魔芋上；葱洗净，切成葱花，撒放在上面；最后，将酱油和芝麻油同放碗内，搅拌和匀，浇在上面。

小贴士

魔芋性寒，味辛，有行瘀消肿、解毒抗癌的作用，有助于治疗咳嗽、积滞、疟疾、闭经、跌打损伤、痈肿等。魔芋含有膳食纤维，还可以促进肠的蠕动，清除肠壁上的沉积物，可清洁肠胃，帮助消化，有效地防治便秘、痔疮、胆结石、结肠癌等。魔芋中含有大量葡配甘露聚糖，每100g中含量达50g。葡配甘露聚糖与水调和体积可膨胀100倍，基于这个特点，只要吃上少许就能使人觉得很饱了。因其不能被人体唾液淀粉酶和胰液淀粉酶水解，故可避免因营养吸收过多而发胖，它能调节体内胰岛素的平衡，适合肥胖和糖尿病患者食用。葡配甘露聚糖能抑制饮食中过量的胆固醇被人体吸收，能降低动脉硬化和高血压的潜在危害；可使高脂血症者的甘油三酯和胆固醇显著下降，并使高密度脂蛋白增加，有助于防治心血管疾病。

四时神药，名曰茯苓

茯苓薏苡仁羹

原料：茯苓30g，薏苡仁60g，炒山楂20g，胆南星15g，山慈菇6g。

做法：将茯苓、薏苡仁加工成粉末，过筛后，分成两份备用；余三药放砂锅中，加水浸1小时后，连煎2次，合并煎汁，分2次将药汁煮沸，调入茯苓、薏苡仁粉，作羹食用。

苍术茯苓饼

原料：苍术100g，白茯苓250g，面粉1000g，蜂蜜适量。

做法：苍术洗净，放砂锅中煎煮，先大火后小火，熬煎1小时，去滓留汁，连煎2次，合并煎汁备用；茯苓捣研细粉，过筛取粉备用。将茯苓粉放入大盆内，加入煎煮好的苍术药汁，搅拌均匀，再放入蜂蜜，捏至稠黏如膏，和以面粉，制成饼，烙熟。每日食一次，每次100g。

桃仁茯苓粥

原料：桃仁15g，茯苓30g，粳米50g。

做法：桃仁用沸水烫洗净，去皮及尖部；茯苓加水浸1小时，煎取药汁备用；粳米淘洗净。将桃仁、粳米、茯苓药汁放锅中，煮至粥成，作点心食用。

小贴士

《四季补益方》说："有四时神药，名曰茯苓。"其将茯苓视为一年四季都宜服食的神药。茯苓味甘淡，性平和，具有渗湿利水、健脾和胃、宁心安神的功用，适应证十分广泛，常用于水肿胀满、痰饮眩晕、咳嗽呕逆、小便不利、大便泄泻、遗精淋浊、惊悸失眠、健忘脱发等。骨关节疾病，痛风关节肿痛者，可用茯苓，配合猪苓、泽泻、白芥子、车前子；皮肤水肿，可配合防己、黄芪、桂枝；肢体冷者，配用桂枝、麻黄；局部发热者，配合石膏、忍冬藤；痰饮呕恶者，配用姜半夏、生姜。

每天喝3000ml水

痛风、高尿酸者每天应该喝2500~3000ml的水，保证每日有2000ml左右的尿量，以促进尿酸的排泄。

为了防止夜间尿浓缩，如能在睡前或夜半适量饮水，当更适宜。因为尿酸主要由尿液排出体外，当流汗量大时，排尿量相对减少，会影响尿酸排出，更应补充水分。

饮料当以普通开水、茶水、矿泉水、汽水和果汁等为宜。由于茶叶碱或咖啡因在体内代谢成甲基尿酸盐，不是尿酸盐，不沉积在痛风石里，不会生成痛风结石，所以咖啡、可可以及淡茶可适量选用；但是，较浓的茶、咖啡、可可有兴奋自主神经系统作用，从这一角度来看，可能引起痛风发作，应该避免大量饮用。

韩先生，35岁，杭州萧山区一家企业高管。首诊是在2011年，由妻子陪同着到杭州胡庆余堂找我诊治的。他多应酬，多聚餐，多喝酒。说起酒量，他说一般啤酒五六瓶，白酒1斤。喝酒多，下酒菜当然也不少。吃得多，动得少，结果成了大胖子——身高171cm的他，体重100kg。

那年3月，他在妻子的催促下，进行运动减肥，跑步锻炼。他以为运动量大、出汗多就好，每次搞得大汗淋漓。不过成绩可观，体重减轻明显，曾一度减了7.5kg。但在一次跑步后，出现了足趾关节疼痛，后来左侧拇指关节肿痛，挂了几天盐水（具体用药不详）后消除。一周后喝酒应酬，肿痛明显发作，踝关节红肿胀痛，走路跛行。服用制胆南星、苍术、酒黄柏、鲜铁皮石斛等。此后一段时间，韩先生每周都会到胡庆余堂，让我把脉开药方，坚持喝中药，每周检查血尿酸指标。2014年10月25日，他的妻子带着病历本来找我的。她告诉我，3年前吃了两个月的中药，痛风好了就不再吃药了，一直未发。最近又开始锻炼，健身走，出汗多，痛风又发了，还是左踝关节肿痛，血尿酸631μmol/L。

痛风患者血液中的尿酸往往偏高，尿酸主要通过尿液排出，排尿酸需要有一定的饮水量，只有水源充足，有足够的尿量，才能使尿酸得到冲涤。而剧烈运动后，大量水分从皮肤排泄，尿液就会浓缩，尿酸因此滞留体内，诱发痛风性关节炎发作，严重者还会有形成尿酸性肾结石的危险。

她解释说，先生工作忙，只能由她来配中药。我说，吃药固然重要，更重要的还是多喝水；运动是需要的，但不能出汗太多，出汗后要及时补水！

病案治验

韩先生，35岁。浙江杭州萧山区人。2011年7月9日初诊。三月前左跖趾关节肿痛，西医治疗消肿后，喝酒应酬，痛风发作，踝关节肿痛，现仍有发胀感。6月27日当地社区卫生服务中心检查：血尿酸645μmol/L；7月1日浙江某医院检查：血尿酸793μmol/L，抗链球菌溶血素"O"33，红细胞沉降率22mm/h。口臭，苔薄腻，舌暗红，脉弦。治法：祛湿泄浊，解毒通痹。用药：苍术12g，酒黄柏10g，制胆南星12g，泽兰10g，神曲10g，桃仁10g，威灵仙15g，防己10g，桂枝6g，虎杖15g，土茯苓30g，鸭跖草30g，车前子（包）

10g，野生何首乌10g，炒鸡内金15g，红花6g，山楂炭30g。2011年8月6日二诊。自述每周查一次血尿酸，7月15日：282μmol/L；7月22日：536μmol/L；7月29日：475μmol/L；8月5日：350μmol/L。

多食碱性食物

碳水化合物可促进尿酸排出，患者可食用富含碳水化合物的米饭、馒头、面食等。此外，含有较多钠、钾、钙、镁等元素的食物，可在体内氧化生成碱性氧化物，如蔬菜、马铃薯、甘薯、奶类等，称为碱性食物。水果如柑橘等，经体内代谢后留下丰富的碱性元素钾，故亦为碱性食物。增加碱性食物摄取，可以降低血清和尿酸的酸度，甚至使尿液呈碱性，从而增加尿酸在尿中的可溶性。

还要注意摄取蛋白质。可根据体重，按照比例来摄取蛋白质，每1kg体重摄取0.8~1g的蛋白质，并以牛奶、鸡蛋为主（酸奶因含乳酸较多，对痛风患者不利，故不宜饮用）。

合理的烹调方法，可以减少食物中的嘌呤含量，如将肉食先煮，弃汤后再行烹调，避免吃炖肉或卤肉。鸡精一类的高蛋白浓缩补品也不适合常用。

注意补充维生素，摄入适量的维生素C和维生素B，有助于组织中沉积的尿酸盐的溶解。

那天我在天台县中医院坐诊，张先生找到我，诉说尿酸又高了。我一时记不起他，便问尿酸怎么又高了？张说，去年你看过一次，尿酸正常了，也就没吃药了。查电脑病历，发现张先生上次就诊是在去年6月16日，高尿酸，面色暗，易疲劳，苔白，舌暗，脉细，按劳损论治，补肾益精，健脾祛湿。张先生说，去年就吃了半个月的药（14剂），尿酸正常了，力气大了不少。我说，多半是你自己饮食不注意的缘故。他笑着说，还真与饮食有很大关系。这次就是吃出了毛病，尿酸一下超过了正常值50多。张先生说，之前身体好了一段时间，思想放松了，朋友送的好茶，每天泡了喝；夏天热，一连喝了几天啤酒；还有带鱼，也吃了些。最近足背有酸胀感觉，去查了下血尿酸，结果是476μmol/L。我说，还算好，有这个意识，不至于严重发病，如不注意，很快就会肿痛发作。

　　高尿酸极可能引起痛风发病，痛风者注意观察尿酸指标十分重要，要避免进食高嘌呤食物。啤酒、带鱼都属高嘌呤食物，应该提防。至于茶，呈弱碱性，适量饮用有利于尿酸盐从尿液中排出，其嘌呤成分不高，可以饮用，但浓茶有兴奋自主神经系统作用，有可能引起痛风发作。所以提倡饮茶，但不主张喝浓茶。

药膳可选用

土茯苓炖甲鱼

　　原料：土茯苓100g，甲鱼1只，火腿肉30g，葱、姜、盐适量。

　　制作：将甲鱼放入盆中，加热水，令其排净尿，洗净，剖腹，去内脏，用热水烫洗净；土茯苓加水浸2小时，煎煮取汁；火腿肉切成薄片。将甲鱼、葱、姜、火腿片放锅中，倒入煎好的土茯苓药汁，并放盐，用小火炖3小时，调好味，佐餐食用。

　　说明：土茯苓味甘、淡，性平，功能解毒、除湿、通利关节，可以消肿止痛，并能清瘀散结，在一定程度上可以缓解炎症。

　　土茯苓为清利湿热中药，对于痛风湿热下注者有治疗效果，可增加血尿酸的排泄，配合养阴补虚的甲鱼，适宜于痛风阴虚湿热证者食用。

葱木煮瘦肉

　　原料：葱木30g，猪瘦肉50g。

　　制作：葱木洗净，加水浸1小时。葱木放砂锅中，加入猪瘦肉，放水足量，用小火炖煮1小时，弃葱木，加盐调味，佐餐食用。

　　说明：本方除用于痛风外，还可用于治疗跌打损伤。

莲子山药糕

　　原料：白芥子10g，莲子100g，鲜怀山药200g，陈皮5g，红枣200g。

　　制作：山药洗净，去皮，切成薄片；红枣取肉捣烂；莲子、白芥子、陈皮磨成粉末，过筛备用。山药放锅中，加水煮熟烂，再将红枣泥、粉末搅拌入，再上笼蒸熟，分次食用。

　　说明：本糕配方有益气化痰通痹的作用，痛风病情稳定者，可以食用。

山药薤白粥

原料：新鲜怀山药100g，薤白10g，粳米50g，清半夏10g，黄芪30g。

制作：薤白、半夏、黄芪放锅中，加水浸1小时，煎取汁备用；粳米淘洗净；山药去皮，切细。将粳米、山药及药汁放锅中，用旺火煮沸，再改用文火煮至粥成，作点心食用。

说明：本药膳益气通阳，化痰除痹，适用于痛风属于脾虚不运，痰浊内生，而致气虚痰阻者。

桃仁土茯苓粥

原料：桃仁15g，土茯苓30g，陈皮9g，粳米50g。

制作：桃仁用沸水烫洗净，去皮及尖部；土茯苓加水浸1小时，煎取药汁备用；粳米淘洗净。将桃仁、粳米、土茯苓药汁放锅中，加陈皮煮至粥成，作点心食用。

说明：本膳清热解毒，活血祛瘀，通络止痛，适宜于痛风者食用。

山慈菇蜜

原料：山慈菇5g，蜂蜜2匙。

制作：山慈菇加水浸1小时，煎取汁，连煎2次。将2次山慈菇煎汁混合，加蜂蜜调匀，分2次服用。

说明：本验方解毒化痰，散结消肿，适宜于湿热型急性痛风发作期者食用。

加味萝卜汤

原料：萝卜250g，柏子仁30g。

制作：萝卜洗净，切成丝；柏子仁洗一下备用。锅中放油烧热，下萝卜丝煸炒一下后，加入柏子仁，并加清水适量，煮至萝卜熟，加食盐调味，佐餐食用。

说明：本膳养心安神，利尿渗湿，有助于防治痛风。

决明山楂饮

原料：决明子15g，炒山楂30g，炒麦芽30g，荷叶6g，茶叶6g。

制作：以上各物，除茶叶外，其余均可从药店购得。将决明子、炒山楂、炒麦芽放砂锅中，加水煮30分钟，然后加入茶叶、荷叶再煮10分钟，倒出药汁备用。复加水煎取汁，将2次药汁混合，装入保温瓶中，代茶时时饮用。

说明：以上为1剂，每天1剂，连服10天。

痛风者的运动及保健

　　本章介绍痛风者的运动保健，共6题。痛风虽然痛，但要运动。适度运动能促进尿酸代谢，预防痛风，但要防止运动量加大引起痛风发作。确有多走了几步肿痛发病的案例，劳损、受凉也是痛风疼痛发作的诱因。平时居家，可自我穴位按摩，也可足浴，有辅助治疗作用。

痛并运动着

适度运动可以促进血液循环，对促进尿酸代谢、预防痛风发作有一定帮助。运动强度不要过大，50岁左右的患者运动后心率能达到每分钟110~120次，少量出汗为宜。每日早晚各运动30分钟，每周3~5次，运动种类以散步、打网球、健身操等耗氧量大的有氧运动为好。运动之后要及时补充水分。不过，千万不要剧烈运动。因为剧烈运动之后，大量流汗会带走水分，使排尿量减少，影响尿酸排出；再者，肌肉细胞会加速分解，让尿酸量突然增加。剧烈运动使有氧运动转为无氧运动，组织耗氧量增加，无氧酵解乳酸产生增加，以至pH下降等，可诱使急性痛风发作，故应尽量避免。

血尿酸盐水平与肥胖程度、体表面积和体重指数呈正相关。肥胖患者体重降低后，血尿酸盐水平降低，尿排出减少，痛风发作减轻。超重或肥胖者应该减轻体重。减轻体重应循序渐进，避免导致酮症或痛风急性发作。

病案治验

郭先生，35岁，武汉人。2006年9月17日就诊。2001年踢足球后右足踝关节疼痛，服用秋水仙碱10多天取效。一年后，吃海鲜后痛风发作，同一关节疼痛，也服秋水仙碱，7天好转。今年7月又于跑步后疼痛发作，服药2天见效。右足踝关节处痛风石小核桃样大小，左耳郭痛风石明显。苔薄腻，舌红，脉弦数。治法：清泄活瘀。用药：忍冬藤30g，苍术10g，炒黄柏10g，川牛膝15g，泽兰10g，土茯苓20g，虎杖20g，薏苡仁30g，姜黄20g，鸭跖草20g，枳壳15g，桃仁10g，山楂炭20g，炙僵蚕10g。另用散剂：西红花30g，炮山甲30g，炒黄柏30g，地龙30g，胆南星50g，鸡内金30g，龙胆草10g，水蛭10g。上药研粉，装胶囊中，每日3次，每次6丸，食后用温开水送下。

金先生，40岁。杭州西湖区三墩镇人。2010年3月14日就诊。十年前先是足掌部、后是足踝关节疼痛，查血尿酸580μmol/L。诉有运动损伤史，去年天热时左膝疼痛。现左膝上下楼酸痛，腰酸，苔薄腻，舌质红，脉弦滑数。甘油三酯偏高。治法：祛湿活瘀。用药：苍术12g，炒黄柏10g，炒薏苡仁30g，土茯苓20g，车前子（包）10g，虎杖15g，鸭跖草15g，桃仁10g，泽兰10g，炒杜仲15g，炒鸡内金15g，砂仁（后入）6克，川牛膝15g，桂枝6g，鲜铁皮石斛12g，胆南星9g，骨碎补18g，炙蜂房10g，山楂炭30g，独活15g，延胡索12g。

运动量加大，痛风发作了

一个周三上午，浙江大学魏同学找我诊治，他是因为痛风而来的。

他说，上个月，一次聚会中喝了两瓶啤酒，晚上就足趾疼痛，第二天疼痛更加明显，还出现了红肿。校医怀疑是痛风，用的是双氯芬酸钠缓释片内服和青硼软膏外涂。内服加外用，三四天后肿痛得到缓解。后来爬山走路多又有发作，但不重，熬一下也就过去了。

他平时爱运动，最近为了减肥运动量加大。他骄傲地说，以前肥胖，体重到了90kg，运动后体重减到了75kg（身高181cm）。不幸的是，上周五外出旅游，途中足趾红肿再发。查血尿酸425μmol/L，双能CT显示：双足跟腱处及距骨内侧有痛风结晶影。

我说，痛风首先要从饮食上找原因。小魏说，平时海鲜水产品吃得不多，但爱吃豆制品，这次在旅游中吃了地方小吃"豆腐年糕"。

得知情况后，我对他说，豆腐确是引起痛风发病的原因，但这次发病更可能与运动有关。一是痛风未愈，旅途跋涉，劳损难免，复因汗出，没有及时补水，出汗多，喝水少，会造成血液浓缩，尿酸蓄积，导致痛风发作。

诊时发现，小魏右足第一跖趾关节处肌肉暗红色，局部仍有肿痛，苔白腻，舌质红，脉沉细数。我用的是痛风方加减。

小魏问，下次还要不要来看，我说，痛风一旦发病，多会有反复，下周一定要来。更重要的是运动要适度，不要受凉，多喝水，注意饮食！

病案治验　魏先生，23岁，浙大紫金港校区学生。2014年7月16日就诊。一个月前因参加聚会喝啤酒后，左脚第一跖趾关节疼痛红肿。一周后爬山时疼痛又见发作。五天前外出旅游，吃了"豆腐年糕"，跖趾关节处红肿再发。爱运动，体重曾高达90kg，运动后减至75kg，无家族痛风病史。舌质红苔白腻，脉沉细数。用药：炒苍术10g，炒黄柏10g，蚕沙10g，胆南星10g，薏苡仁20g，怀牛膝12g，鸭跖草20g，车前草20g，威灵仙15g，龙胆草3g，金银花15g，大黄9g，土茯苓15g，防己10g，神曲10g，焦山楂12g。

▣▣ 多走了几步，肿痛发作了

一个星期天的早上，上虞周先生来到杭州胡庆余堂，他笑着问我还认识他吗？我说，有点面熟。他说，我是痛风老患者，5年前看过病，那时疗效蛮好，现在又发了，还得让你开中药吃。

我打开电脑，找到了他的病案。初诊是2009年7月26日，当年他46岁。痛风四五年，两踝关节、足痛肿痛，痛风发作时大便干结，血尿酸480μmol/L，苔黄腻，舌质红，脉弦细，用的是祛风除湿、清热泄浊的中药。

就在我打开电脑找资料时，许多候诊的人马上凑上来问："当时施医生给你看好啦？"他们也是为了痛风来找我的。

周先生说，当年他连续看了两次，先是吃了14剂药，后来又吃了半个月，还是蛮有效的。第二年五六月又发了两次，让施医生开了中药吃，之后就很少发作，即使发作，肿痛也不严重，照原药方吃很快就好转。今年又发作了，还是足跗趾关节肿痛，血尿酸597μmol/L，大便不畅。

我说，嘴巴要管牢，不要受凉，不要太疲劳。周先生说，饮食很注意了，自己的发病与关节劳损确实有关，一遇劳累，或者走路多一点，原来发病的关节就会酸胀不适，这次几个同学一起出游，走多了，肿痛发作了。

病案治验　　周先生，46岁，浙江省绍兴上虞人。2009年7月6日就诊。痛风四五年，今年发作两次，都是在激烈运动后，一次是跑步，一次是走了3个小时后，结果踝关节、足跗关节肿痛，血尿酸480μmol/L，大便干结，苔黄腻，舌质红，脉弦细。治法：祛风除湿，清热泄浊。用药：苍术10g，炒黄柏10g，薏苡仁30g，茯苓15g，车前子（包）10g，虎杖15g，鸭跖草15g，桃仁10g，泽兰10g，秦艽10g，川牛膝12g，鲜铁皮石斛12g，酒地龙10g，山楂炭30g，制何首乌6g。

▣▣ 遇劳损受凉即疼痛发作

其实，诱发痛风的因素很多。比如疲劳、饮食、外伤、尿酸波动过大等。紧张、焦虑、强烈的精神创伤也易诱发痛风。

有人对538例痛风患者引起痛风性关节炎发作的诱因进行研究，得出结论：因为疲劳过度引起的排在第一，占总体的45.7%；因饮食不当引起的排第二，占总体的43.2%。

我治疗病例中，有因为搬家来回跑，几天下来，新家还没收拾好，痛风发病了；有因为健步走，一次连续走了2个小时，痛风发病。实际上，这就是疲劳惹的祸。

痛风患者，体内尿酸的含量本来就高，而劳作过度，酸性物质急剧积聚，自然会引起痛风急性发作。还有一个原因，过于疲劳或关节负重过度，还会引起关节损伤，导致痛风发作。所以，痛风发作之时，要注意休息，平日运动最好选择游泳、太极拳之类，避免剧烈运动导致关节劳损。

患者要保持精神愉快，避免精神刺激，劳逸结合，保证睡眠，避免过度劳累，生活要有规律，以消除各种心理压力，防止受凉感冒，避免居处潮湿。

病案治验

　　盛先生，68岁。住杭州西湖区文三路。2004年5月26日就诊。痛风10年，与饮食因素有关，常同时吃豆制品、骨头汤。两足发凉，不能开空调，不能吹风，坐车要用4块毛巾分别裹住双手和双膝。1997年后病情稍有好转。半年前，右踝关节扭伤，此后每遇劳损、受凉即疼痛发作。苔黄腻厚，舌红，脉弦。5月25日：血尿酸595μmol/L。用药：炒苍术15g，炒黄柏10g，骨碎补18g，土茯苓18g，鸭跖草30g，车前子（包）15g，虎杖15g，砂仁（后入）6g，桃仁10g，神曲15g，川牛膝9g，薏苡仁30g，泽兰12g，冬瓜子30g。

穴位按摩助保健

穴位按摩通过对体表局部的刺激，力的渗透，作用于经络脏腑，起到祛病保健作用。手足相应穴位都可按压搓擦，手部重点按大陵穴、腕骨穴和曲池穴，足部重点按昆仑穴、商丘穴、解溪穴和足三里穴。

大陵穴

大陵穴在手前臂，腕横纹正中，两筋之间。自我按摩时，屈肘，前臂靠胸，掌微屈，手心向上，另一手四指抵靠在内侧，拇指指端按放在大陵穴处，用指端甲缘顺着两筋在大陵穴处按掐，连做14次；用指腹推擦，连做1分钟。配合转动手腕关节1分钟。大陵穴是防治腕臂疾病的有效穴位，臂肘挛急，腕关节痛等均可取穴大棱；两腕常转动，能够改善腕关节的屈、伸、收、展功能，点按大棱与摇腕配合，对防治腕关节功能障碍效果较佳。痛风急性发作以掌指关节为主要病变部位者，宜于采用。

腕骨穴

腕骨穴在手外侧豌豆骨下凹陷处，当第5掌骨基底与三角骨之赤白肉际处取之。自我按摩时，一手横肘，前臂在胸前，掌心向地，另一手四指经外侧托在掌腕关节处，拇指指端按放在腕骨穴处，用拇指指端甲缘按掐，一掐一松，连做14次；用拇指指腹按揉，连做1分钟。可同时推擦鱼际、按揉腕关节部位。

曲池穴

曲池穴在肘部，仰掌，屈肘呈45度，肘关节桡侧肘横纹头处即是。手三里穴在前臂，正坐，屈肘，竖起手掌，在曲池穴与阳溪穴间连线为12寸，当曲池穴下2寸处，桡骨桡侧即是。自我按摩时，一手屈肘在胸前，另一手四指按贴在肘关节内侧，将拇指指端按放在曲池穴处，用指端甲缘按掐，一按一松，连做14次；用拇指指端按压曲池14次。可同时配合做肘关节屈伸和旋转活动。

昆仑穴

昆仑穴在足外踝后方，当外踝尖与跟腱间凹陷处。取穴时，由足外踝尖往后移5分，当跟骨上、跟腱前的凹陷处即是。昆仑穴位于踝关节部位，踝关节易发病者，平时特别是穴位局部出现酸胀时，当多作按摩。按摩时一手指端按放在足外踝后方，当外踝尖与跟腱间凹陷处的昆仑穴，用指端甲缘按掐，一掐一松，连掐21次；在昆仑穴处推擦1分钟。

商丘穴

商丘穴在足内踝前下方凹陷中，当舟骨结节与内踝尖连线的中点处。另一定位法：以足内踝前缘直线与内踝下缘水平线的交叉点定位。商丘穴位于踝关节部位，踝关节易发病者，平时特别是穴位局部出现酸胀时，当多作按摩。按摩时，拇指按放在足内踝前下方凹陷中，当舟骨结节与内踝尖连线的中点处的商丘穴，用指端部点按，一按一松，连按21次；用拇指指腹推擦1分钟。

解溪穴

解溪穴在足背与小腿交界处的横纹中央凹陷中。即踝关节前面的横纹中央，第2足趾直上两筋内。通常骨节相连接处称为"骱"，"骱"与"解"相通；肌腱的凹陷处似溪，故取名为解溪。按摩时，将拇指按放在踝关节前面的横纹中央，当第2足趾直上两筋内的解溪穴，用指端甲缘着力按掐，一掐一松，连掐7~14次；用拇指指腹点按解溪穴21次。同时配合用两手掌搓擦踝关节。

足三里穴

足三里穴的命名有特殊寓意。"里"有寸的意思，"三里"即3寸。《素问·针解》说："所谓三里者，下膝三寸也。"该穴在小腿前外侧，当外膝眼下3寸，距胫骨前缘1横指处。取穴时，屈膝呈90度，找到外膝眼，向下量4横指，在腓骨与胫骨之间，旁开胫骨缘约1横指处定位。按摩时，将拇指按放在外膝眼下3寸，距胫骨前缘一横指处的足三里穴处，做按揉活动，和缓地揉动1分钟；用拇指指腹擦足三里穴1分钟；拇指按放在足三里穴处，将力集中于指端，尽力按压，然后推拨该处筋肉，连推7次。

足浴辅助治疗痛风

痛风患者可以适当进行足浴，有辅助治疗的效果，但要注意水温的掌握和配方的选用。

痛风急性发作时，局部有炎症，表现为红肿热痛，宜用冷水浸泡；痛风稳定期，或有小腿冷痛者，可用温水浸泡。

足浴配方分祛寒、清热两种。

病症属于热的宜清热行瘀，用金银花30g，紫花地丁50g，透骨草30g，海风藤30g，络石藤30g，寻骨风30g。上药加足量水，浸1小时后煎取汁浴足。

病症属于寒的宜散寒温通，用麻黄9g，黄芪18g，当归15g，透骨草18g，海风藤18g，炒黄柏10g，川牛膝15g。上药加足量水，浸1小时后煎取汁浴足。一般每次浸泡10分钟，然后进行按摩治疗。

我在诊治过程中，更多的是让患者自己在家里煎煮中药，每付中药煎3次，取前2次煎汁内服，第3次煎汁用来浸泡。浸泡时，将药汁倒盆中，加足量水，加用芒硝，或取足浴配方用药煎汁加入，用来浸泡双脚。

病案治验

浙江天台陈先生，67岁。2015年7月15日就诊。诉2002年左踝关节肿痛，诊为痛风，此后两膝、两肘关节均有发作，今年发作四五次。住院诊断：①痛风；②痛风性关节炎；③尿酸性肾病；④高脂血症；⑤高血压3级极高危；⑥脂肪肝；⑦肾囊肿；⑧肾结石。本次发作持续了2周，踝关节肿痛，不能活动，一直卧床。7月6日（发作第3天）血尿酸475μmol/L（最高曾至700μmol/L），肌酐116μmol/L，口干，夜间需喝水，口苦，苔白厚浊腻，舌暗红，脉弦实。治法：祛湿泄浊，解毒通痹。用药：苍术12g，酒黄柏10g，制胆南星10g，桃仁10g，威灵仙12g，怀牛膝10g，桂枝6g，红花6g，虎杖15g，土茯苓20g，鸭跖草30g，延胡索10g，金银花15g，酒地龙10g，龙胆草3g，蜈蚣2条，木瓜15g，山楂15g，白芷9g，车前草20g。每付中药煎3次，前两煎内服，第3次煎汁加水，再加芒硝50g，用来浸泡双脚。其间血尿酸、肌酐指标曾有反复，至8月7日血尿酸505μmol/L，肌酐104μmol/L。8月13日血尿酸431μmol/L，肌酐66μmol/L。

医论医方医案

　　本章介绍有关痛风的医论、验方和医案，共35题。重点推崇《格致余论·痛风论》《丹溪心法·痛风方》的研究成果，同时列举痛风治疗中的三大矛盾，强调辨体、辨病、辨证三辨合参，利湿、清热、活血三法合用。从湿热浊瘀毒与湿热伏邪论治，先汤剂后膏方，内服外洗同用，针药并施，为痛风临床治疗拓展了思路。二妙散、加味二妙散、三妙丸、四妙散、四妙宣痹汤、四妙勇安汤、宣痹汤、大补元煎、痛风止痛汤、利湿泄浊散瘀汤、祛痹痛风饮、三妙二草痛风方等方剂，可供借鉴。

《格致余论·痛风论》评述

朱丹溪是历史上对痛风论治有重要贡献的医家。他所说的痛风，包含了现代意义上的痛风。他阐发了痛风的发病机制："痛风者，大率因血受热已自沸腾，其后或涉冷水，或立湿地，或扇取凉，或卧当风，寒凉外搏，热血得寒，污浊凝涩，所以作痛。"朱丹溪强调血热是痛风发病的内在因素，冷水、外湿、凉风诸寒外搏是外在因素，由此提出了痛风的治疗方法："以辛热之剂，流散寒湿，开发腠理，其血得行，与气相和，其病自安。"此外，朱丹溪在辨证及用药方面也颇具特色。

《格致余论·痛风论》：气行脉外，血行脉内，昼行阳二十五度，夜行阴二十五度，此平人之造化也。得寒则行迟而不及，得热则行速而太过，内伤于七情，外伤于六气，则血气之运，或迟或速，而病作矣。

彼痛风者，大率因血受热已自沸腾，其后或涉冷水，或立湿地，或扇取凉，或卧当风，寒凉外搏，热血得寒，污浊凝涩，所以作痛；夜则痛甚，行于阴也，治法以辛热之剂，流散寒湿，开发腠理，其血得行，与气相和，其病自安。然亦有数种治法稍异，谨书一二，以证予言。

东阳傅文，年逾六十，性急作劳，患两腿痛甚，动则甚痛。予视之曰：此兼虚证，当补血温血，病当自安。遂与四物汤加桃仁、陈皮、牛膝、生甘草煎，入生姜，研潜行散，热饮，三四十贴而安。

又，朱宅阃内，年近三十，食味甚厚，性躁急，患痛风挛缩数月，医祷不应。予视之曰：此挟痰与气证，当和血疏气导痰，病自安。遂以潜行散入生甘草、牛膝、炒枳壳、通草、陈皮、桃仁、姜汁煎服，半年而安。

又，邻鲍六，年二十余，因患血痢用涩药取效，后患痛风，叫号撼邻。予视之曰：此恶血入经络证，血受湿热，久必凝浊，所下未尽，留滞隧道，所以作痛；经久不治，恐成偏枯。遂与四物汤加桃仁、红花、牛膝、黄芩、陈皮、生甘草煎，入生姜，研潜行散，入少酒饮之，数十贴，又与刺委中，出黑血，近三月而安。

或曰：比见邻人用草药研酒饮之，不过数贴亦有安者，如子之言类皆经久取效，无乃太迂缓乎？予曰：此劫病草药，石上采石丝为之君，过山龙等佐之，皆性热而燥者，不能养阴，却能燥湿。病之浅者，湿痰得燥即开，热血得热则行，亦可取效；彼病深而血少者，愈劫愈虚，愈劫愈深，若朱之病是也。子以我为迂缓乎？

《痛风论》所举案例反映了朱丹溪用药的特色。"东阳傅文，兼虚证，当补血温血"即用四物汤加行瘀之药。"朱妇，挟痰与气证，当和血疏气导痰"即以潜行散入生甘草、牛膝、炒枳壳、通草、陈皮、桃仁、姜汁煎服。"鲍六，恶血入经络证，血受湿热，久必凝浊，所下未尽，留滞隧道"即以四物汤加桃仁、红花、牛膝、黄芩、陈皮、生甘草等。虚者用补用温，痰气疏导，瘀血散瘀。三案都用了潜行散，此是重视黄柏在治疗中的作用与地位的体现。

《丹溪心法·痛风方》评价

痛风方是朱丹溪治疗痛风的名方，《丹溪心法》不出方名，仅说"治上中下疼痛"，《金匮钩玄》将其命名为"上中下痛风方"，《丹溪治法心要》称作"治上中下痛风方"。

《丹溪心法·卷四·痛风》：治上中下疼痛。胆南星（姜制）、苍术（泔浸）、黄柏（酒炒）各二两，川芎一两，白芷半两，神曲（炒）半两，桃仁半两，威灵仙（酒拌）三钱，羌活三钱（走骨节），防己半两（下行），桂枝三钱（行臂），红花（酒洗）一钱半，草龙胆半钱（下行）。上为末，曲糊丸梧子大，每服一百丸。空心，白汤下。

论痛风治疗用药，《痛风论》提到的是"辛热之剂"。朱丹溪认为燥热之药，功能燥湿，病症轻浅者湿痰得燥则开，热血得热则行，可暂时取效，但燥热之药不能补养亏少之阴血，病深血亏甚者，用燥热之药会使阴血愈加劫耗，病情愈加深重。可见朱丹溪用药之理，着眼于疏导，用量轻，燥热之药与其他药配合使用。这一精神也充分体现在他创立的痛风方中。

分析痛风方组方用药，胆南星燥痰散风，苍术祛湿，黄柏清热，三者用量最重。胆南星燥湿化痰、祛风定惊、消肿散结，善祛经络骨节之痰，治风痰肿痛；黄柏泻火、燥湿、解毒；苍术燥湿健脾、祛风辟秽。苍术与胆南星同用，可使燥湿祛痰的作用得以加强，与黄柏同用，可治湿热下注，筋骨疼痛，足膝红肿热痛。三药相互配合，起到主导作用。其次，防己除湿行水，羌活、威灵仙祛百节之风，白芷祛头面风，桂枝温经通络，川芎引血中之气，桃仁、红花活血行瘀，龙胆草泻肝经之火，神曲消中焦积气，各尽其用。

《医方集解》评价痛风方为治痛风之通剂也。黄柏清热，苍术燥湿，龙胆草泻火，防己行水，四者所以治湿与热也；胆南星燥痰散风，桃仁、红花活血化瘀，川芎为血中气药，四者所以治痰与血也；羌活祛百节之风，白芷祛头面之风，桂枝、威仙灵祛臂胫之风，四者所以治风也。此方疏风以宣于上，泻热利湿以泄于下，活血燥痰消滞以调其中，所以能兼治而通用也。

痛风的病因病机是血热而又感受风寒、湿邪，血凝气滞，经络不通，以致四肢百节走痛。痛风方诸药相合，祛风湿、行痰瘀、清蕴热，可使上中下诸痛消除。现代研究表明，痛风在发病过程中多伴有炎性反应和血尿酸增高，而川芎、防己、威灵仙、桃仁、红花、胆南星有抗炎解热镇痛作用，苍术、黄柏、龙胆草有降血尿酸的作用，这可能是该方治疗痛风取效的原因之一。朱丹溪痛风方的创立，为现代痛风病的治疗提供了确有疗效的参考。

现代痛风病按中医辨证大多属于湿热蕴结证或痰瘀阻滞证。临床上只要将朱丹溪痛风方稍作化裁，即可获效。

房满庭、张安林等在《邯郸医学高等专科学校学报》2000年第5期撰文，介绍以痛风方为主治疗痛风性关节炎30例。其中趾关节22例，踝、膝关节5例，腕关节3例。药用黄柏、苍术、胆南星、桂枝、威灵仙、红花、羌活、防己、桃仁、川芎、龙胆草、白芷、神曲，关节红肿热痛甚者加土茯苓、草薢，痛风症状明显者加昆布、海藻。发作期后配合使用金匮肾气丸、人参健脾丸等，急性发作期配合使用秋水仙碱片0.5mg，早晚饭后服一次，每晚用吲哚美辛栓塞入肛门，用药3天后停用。经治疗，关节红肿热痛消失，关节活动正常，血沉、尿酸正常27例，治愈率达90%。

施仁潮运用朱丹溪痛风方经验

《丹溪心法》设有痛风专论，对痛风有深入阐述。其认为痛风发病，因血受热，或涉冷水，或立湿地，或扇取凉，或卧当风，寒凉外搏，热血得寒，瘀浊凝涩，所以作痛。施仁潮认为"热血得寒，瘀浊凝涩"是痛风发作的原因，而涉冷水、立湿地、扇取凉、卧当风等外部寒凉因素仅是诱发因素。

施仁潮治疗痛风，强调辨病与辨证相结合。他认为从现代医学来看，痛风是嘌呤代谢紊乱，血尿酸过高，沉积在关节或其邻近组织引起的；血热而又感受外寒、湿邪，血凝气滞，经络不通，以致四肢百节、上中下走痛，其病理特点在于"浊瘀滞留经脉"，治疗当泄浊祛热毒。施仁潮从1997

年开始对朱丹溪痛风方开展临床研究，证实了该方的有效性。他说，朱丹溪痛风方以苍术、羌活、威灵仙、防己、桂枝、白芷祛风湿，黄柏、胆南星、神曲、龙胆草祛痰热，川芎、桃仁、红花行瘀血，诸药合用，散风邪以温通，泻蕴热以清泄，行瘀滞以祛肿痛，不失为治疗痛风的有效名方。只要能对证，用药有所侧重，则收效显著。

🐚 小贴士

痛风的发病"血受热自沸腾"也罢，"热血得寒瘀凝涩"也罢，其病已涉血分，多痰瘀交阻，故在用胆南星、苍术祛痰燥湿的同时，配用桃仁、川芎、红花活血化瘀，俾痰去瘀行，胶结得以松解，可使疼痛缓解，病程缩短。对于经久不愈者，加用活血攻下的泽兰、川牛膝、土鳖虫、地龙、水蛭等。痛风多肿痛，配方中用防己以行水逐湿，但毕竟力薄，临床视病情况配用薏苡仁、土茯苓、泽泻，以及虎杖、鸭跖草等泄浊之品，并用大黄通腑，使血尿酸降低，疼痛缓解。施仁潮强调，不能一味利水，要注意清化，用药如苍术、草薢、蚕沙、秦艽等，且要注意与活血药、清养药的配伍使用。痛风兼肾结石者，宜选加金钱草、海金沙、芒硝、小蓟、白茅根、石韦通淋化石，还可配用有碱化尿液和促进尿酸溶解作用的青皮、陈皮等。

施仁潮分析朱丹溪痛风方的另一个特点，重视祛风。羌活祛百节之风，白芷祛头面之风，桂枝、威灵仙祛臂胫之风。祛风药有温行流散的作用，体现了"以辛热之剂，流散寒湿，开发腠理"的治疗主张。临床应视患者疼痛部位的不同，选取相应的祛风药物。使用祛风药的目的在于流散结滞，用量宜轻不宜重。

痛风方中用了神曲，可消中州陈积之气，且于顾护胃气也有一定作用。治疗痛风药，除燥湿药温辛与胃不相忤外，清热、泄浊、祛瘀类药，对脾胃运化功能都有一定影响，故施仁潮重视神曲的应用，强调用薏苡仁、陈皮、炒山楂等健脾养胃，胃阴虚者配用石斛、生地黄、百合、北沙参等。本病后期，有胫骨酸软、神疲乏力、足底痛、足心热、盗汗等阴精亏虚的表现，选用熟地黄、枸杞子等调补。

施仁潮配合外洗治疗痛风

在临床研究中，施仁潮还曾将丹溪痛风方中的主要药物进行规范炮制后，做成胶囊，连同中药煎剂让患者服用，取效明显。痛风患者的血尿酸值往往多有波动，病情反复，需要长期用药。将有效方剂加工成散剂，既有疗效保证，又方便了患者适应调治的需要。在内服的同时，施仁潮特别强调取药汁浸泡外洗治疗。

病案治验

> 诸暨黄先生，49岁。2007年痛风首次发作，右足背靠大拇指一侧肿痛，服用秋水仙碱后2年未发。后每年会有三四次痛风发作，今年以来发作频繁，或轻或重。5月22日第一次看中医，诉左足趾（跖关节）、足背肿痛20多天，局部皮肤发红发亮，按之有热感。苔薄腻，舌红，脉弦数。从热毒壅盛论治，用丹溪痛风方加大黄、生地黄，另用芒硝来浸洗。1周后，黄先生说，服药后大便每天2次，便后腹中舒服，浸洗后，肿痛处舒适，肿痛现已消除。用药3天后不痛了，这几天病情稳定，自我感觉良好。

施仁潮主张药汁让患者自行煎煮，取前2次煎汁分2次服用，然后将药渣再加水煎煮10分钟，取药汁浸泡外用。为了提高疗效，往往会另配金银花、紫花地丁、大黄等，于第3次煎煮时放入；或另配芒硝，溶入第3次煎好的药汁中，浸泡外用。

中药外洗使药物通过局部孔窍经穴，渗透、吸收、扩散达到清热解毒、抗炎消肿的功效，同时避免了药物的毒副作用和抗药性弊端，是药物疗法与物理疗法的有机结合，操作方法简单，疗效可靠。施仁潮好用芒硝，芒硝是清热泻火的中药，多用于实热便秘、大便燥结、积滞腹痛、肠痈肿痛；外用则治疗乳痈、痔疮肿痛等。芒硝对急性炎症有很好的治疗作用，可使局部血管扩张，血流加快，改善微循环，从而调动机体抗病能力，同时能使单核细胞吞噬能力增强，加快炎症消散。且其高渗作用，也加速了组织肿胀的吸收、消散，从而达到良好的消肿止痛的效果。治疗中配合外洗，能迅速缓解痛风肿痛，提高治疗效果。

施仁潮谈提高疗效的方法

1. 痛风不能混同于一般的痹证

朱丹溪在《格致余论》中设有"痛风论"一篇，专题论述痛风的防治。

在元代之前，人们多痿、痹不分，一概从"风"论治。丹溪言痛风，其本意在于与痿证进行区别。其所说的"痛风"是多种具有"四肢关节走痛"相似特点的疾病的总称，涵盖了痹证、历节病。这在《丹溪心法·痛风》中得以体现："痛风者，四肢百节走痛，方书谓之白虎历节风证是也。大率有痰、风热、风湿、血虚。"

对于痹证，《素问·痹论》有专论："风寒湿三气杂至，合至为痹也。其风气胜者为行痹，寒气胜者为痛痹，湿气胜者为着痹也。"其病因在于先天秉赋虚弱，素体气血阴阳不足，风寒湿热邪气侵袭。其病初起，以邪实为主，病位在肌表、经络，久病由经络至脏腑，正虚邪恋，痰癖郁结于内，深入筋骨、脏腑。其发病多从肩、肘、膝、踝及腕等大关节开始，呈间歇性、多样性及持续性疼痛，而游走性关节肿痛较明显，与季节气候变化关系密切。局部关节损害轻，病程长达数年，但关节少有畸形。如病情发展，可致心脏损害。现代风湿病学中的风湿热所致的关节炎，以及部分良性自限型的类风湿关节炎，可归为痹证。

至于历节，是以关节疼痛畸形为临床特征的疾病。《金匮要略·中风历节脉证》："寸口脉沉而弱，沉即主骨，弱即主筋，沉即为肾，弱即为肝。"《金匮要略》强调其发病乃因肝肾亏损，气血不足，营卫失调，复感寒伤冷，痹阻于肌肉、骨节、经络之间，使气血运行不畅，日久痰癖互结所致。邪气以寒湿为主，正虚邪恋、虚实夹杂、本虚标实是本病的病机特点。现代疾病类风湿关节炎、强直性脊柱炎中有关节畸形或骨质破坏者，多属此类。

中医以"痛风"命名，是描述疼痛症状，如风之游移不定，如风之来也速去也速。从这一点上来看，与西医所说的痛风发病特点是相符合的。

2. "热血得寒，瘀浊凝涩"是痛风发病的原因所在

痛风好发于体胖之人，多以急、慢性关节炎为主要临床表现。关节肿痛以足部为甚，常以足部第一跖趾关节突发肿痛为首发症状，即所谓"独足肿大，少脚肿如脱"。痛风的发病与痰湿相关，而痰湿为阴邪，有流注下趋之性。痛风尚有昼静夜发，发作时关节疼痛剧烈的特点，正所谓"其疾昼静而夜发，发则彻髓，酸痛乍竭"。痛风的发作与饮食密切相关，常因嗜食膏粱厚味、酒饮无节诱发或加重。

应该说明的是，朱丹溪的"血受热已自沸腾"这一论述已经清楚地认识到痛风的特殊病因为"热血得寒，瘀浊凝涩"，而涉冷水、立湿地、扇取

凉、卧当风等外部寒凉因素，仅是一种诱因。

3. 上中下痛风方是治疗痛风的有效方剂

中医讲究辨证辨病。痛风虽也具有关节疼痛、肿胀等痹证的共同表现，但其发病特点在于"浊瘀滞留经脉"，套用寻常治痹方药，则难以取效。治疗当以泄浊解毒为大法，朱丹溪创有治疗专方。

该方在《金匮钩玄》《丹溪治法心要》等书中也有记载，说明系朱丹溪方无疑。痛风的病因病机是血热而又感受外寒、湿邪，血凝气滞，经络不通，以致四肢百节、上中下走痛，故以苍术、黄柏清热燥湿，防己除湿行水，羌活、威灵仙祛百节之风，桂枝温经通络，白芷祛头面风，川芎引血中之气，桃仁、红花活血行瘀，胆南星祛经络骨节之痰，龙胆草泻肝经之火，神曲理中焦脾胃之气。诸药相合，祛风湿、化痰瘀、散风邪以温通，泻蕴热以清利，可作为治疗痛风的基本方。

4. 值得注意的几个用药问题

（1）重用清化湿浊，降低尿酸：痛风多肿痛，配方中用防己以行水逐湿，但毕竟力薄，临床视病症情况，可配用薏苡仁、土茯苓、泽泻。痛风者从生化检查可知，血尿酸多偏高，有的甚至达787μmol/L（男性正常血尿酸平均值为339μmol/L，女性正常血尿酸平均值为256μmol/L），用药中注意选加土茯苓、虎杖、鸭跖草、泽泻等泄浊之品，往往能使血尿酸降低，疼痛缓解。泄浊药可促进湿浊泄化，瘀滞通行，有推陈致新之功，能降低血尿酸浓度。但不能一味利水，要注意清化，如用苍术、萆薢、蚕沙、秦艽等，且要注意与活血药同用。痛风兼肾结石者，多有腰痛、血尿，宜选加猫爪草、车前草、金钱草、海金沙、芒硝、小蓟、白茅根等以通淋化石，还可配用有碱化尿液和促进尿酸溶解作用的青皮、陈皮等。

🐌 小贴士

汪履秋论痛风指出，风湿痰瘀痹阻经络，实乃痛风之病理关键，治疗应采取祛风、宣湿、化痰、消瘀，丹溪痛风方熔此四法于一炉，对治疗痛风甚为合拍。他以该方为基础，拟订了加减痛风方：生麻黄10g，川桂枝10g，制苍术10g，熟附片10g，防风10g，防己10g，威灵仙10g，制胆南星10g，桃仁10g，红花10g，鸡血藤10g，全蝎5g，露蜂房15g，雷公藤15g。此方的特点是祛风药占了很大的比例，麻黄发散风寒，防风祛风胜湿，桂枝祛在上之风，威灵仙通行十二经脉，祛风通络，全蝎、露蜂房搜风剔络，雷公藤祛风解毒。医家的经验说明，祛风药在痛风治疗中有着重要的作用。

（2）用量及炮制特色：分析痛风方取效的原因，在用量及炮制上颇有特色。用量上，胆南星燥痰、苍术祛湿、黄柏清热，用量当重。胆南星燥湿化痰、祛风定惊、消肿散结，善治风痰肿痛，通常用量为3~9g，但由于有毒，一般多取最小剂量，作为辅助药使用。对于风痰肿痛明显者来说，胆南星的用量宜大，可至12g。黄柏泻火、燥湿、解毒，朱丹溪在《痛风论》中举例的三个医案，用到了黄柏。桂枝15g，仅为胆南星、苍术、黄柏的六分之一，是川芎、神曲的三分之一，是白芷、桃仁、防己的二分之一，与威灵仙、羌活等量。《丹溪心法》解释桂枝功用"能横行手臂，领南星、苍术等药至痛处"，显然起到的是引经作用。用量更轻的是红花8g，龙胆草3g，与桂枝配伍，一活血，一清火，一温行，药性虽异，用意相同，用作引经药。炮制上，胆南星用姜制，生姜之用，一是取其解毒之用，二是用作引经，使其开结闭、散风痰、消肿痛的作用得到加强。苍术泔浸，使能宣行通利、除湿发汗。苍术有雄壮上行之气，能除湿，经泔浸火炒，能出汗。黄柏酒炒，可降低苦寒药性，免伤脾阳，并能活血通络，引药上行。又如威灵仙酒拌，红花酒洗，加强了温通的作用，有助于治疗效果的提高。

（3）配合外用药，内外兼施：治疗过程中，注意配合外用，能较有效地消肿定痛，控制痛风发作。中成药珍黄散，有麝香之走窜，牛黄之清泄，用作外敷药较为对症。作者结合多年的痛风防治经验，根据痛风急性发作救急的需要，采用龙胆草、黄柏、土茯苓、透骨草、羌活、威灵仙、皂角刺、制草乌、薄荷、川牛膝等，研制成透骨冷凝胶。使用时，涂抹患处并轻揉片刻即可。除了痛风，还可用于多种原因引起的关节肿痛。

🐌 小贴士

广州中医药大学第一临床医院姚睿智采用双柏油膏治疗痛风，用侧柏叶、黄柏、大黄、泽兰各等份，加凡士林调成片状药膏，每次50g，贴敷于患者患处，每次敷4小时，每天2次。同时嘱患者口服消炎镇痛药尼美舒利，每次100mg，每天2次，连续治疗1周为一个疗程。共治疗49例，显效35例，有效12例，无效2例，总有效率95.9%。治疗前后临床症状评分及实验室指标经统计学处理，有显著意义。双柏油膏清热解毒、祛瘀通络，用于局部红、肿、热、痛症状明显者。

5.重视忌口，巩固疗效

朱丹溪曰："更能慎口节欲，无有不安者也。"具体做法在《医学正传·痛风》有介绍："不可食肉，肉属阳，大能助火。素有火盛者，小水不能制，若食肉厚味，下有遗溺，上有痞闷，须将鱼腥、面酱、酒醋皆断去之。"

慎食肉类厚味，这是因为肉类食物性热助阳，会加重"血受热已自沸腾"这一痛风致病因素，有可能引起复发。另外，肉类厚味会损伤脾胃，造成脾胃运化功能失常，不惟水谷精微难以吸收，还会壅阻气机，变生遗溺、痞闷病症。鱼腥、面酱、酒醋也是如此。针对痹证"血虚受热"的发病机制，举凡性热的大蒜、葱、韭菜类食物均应少吃，红参、鹿茸、附子等辛热药当慎用。其他如阿胶、熟地黄、桂圆肉、甲鱼、鳗鱼等，以及坚硬、生冷食物，会妨碍脾胃的运化功能，也应倍加注意。

痛风是由于血尿酸过高，沉积在关节或其邻近组织引起的疾病。血尿酸过高的原因在于体内嘌呤代谢紊乱。所以，防治痛风，限制高嘌呤饮食十分重要。

王琦辨体辨病辨证三辨合参

王琦认为，体质是机体的固有特质，是百病滋生和发展的内在基础。痛风患者由于先天禀赋和后天环境等因素的影响，机体阴阳失调，脏腑功能紊乱，从而导致体质偏颇。痰湿体质、湿热体质、血瘀体质为痛风的高发体质，其中痰湿体质最为高发。痰湿体质因体内津液运化失司，痰湿凝聚而形成，主要特征为黏滞重浊。究其根本，则为脾胃功能失常，对水液以及水谷精微的运化能力减弱，进而津液输布异常，停积于体内，水饮痰湿渐生。长此以往，痰湿凝聚，阻遏气机，困阻清阳，则脾湿更甚，周而复始，终成痰湿之体。因其水液代谢障碍，机体产生的尿酸无法正常排出，沉积在肢体关节处，形成痛风。表现为水液泛溢四肢、骨节肿胀、胸脘痞闷、足肿面浮等。

痰湿体质人群多嗜食肥甘厚味，如动物内脏等。这些食物大多含有嘌呤成分，为外源性尿酸的重要来源。这在一定程度上可促使痛风的发生。与此同时，过食肥甘厚腻又可加剧体内痰湿的堆积，使得痰湿体质偏颇更甚。湿热体质是以湿热内蕴为主要表现的一种体质状态。由于先天禀赋及后天饮酒过多、嗜食辛辣食物等因素，导致机体湿热蕴结。湿热积聚于体内，灼伤脉络，气血运行不畅，阻滞经络，易发痛风。

王琦认为，痛风的病机为患者自身存在体质偏颇，湿、热、痰瘀交阻，经脉不通，而非风寒湿邪外袭机体。其发病之初或因湿阻，或因热结，或因血瘀，然日久湿与热结，热与血结，循环往复，必成湿热痰瘀结聚之势，阻碍气血运行，浊毒留聚筋骨关节，而有红肿热痛，伸屈不利的表现。治病遵循辨体–辨病–辨证三辨合参的原则，对每一个痛风患者，必先辨其体质，根据患者各自的体质特点加减用药。发作期用药针对疾病本身，以清热利湿、活血化瘀泄浊的药物为主，同时予以调体方剂；缓解期以调理偏颇体质为主，改善体质状态，增强机体御邪能力。

王琦善用四妙勇安汤加减治疗痛风性关节炎。方中重用金银花为君，清热解毒，玄参凉血解毒，泻火滋阴。两药合用则既可清气分之邪热，又泻血分热毒，有气血双清之效。以当归养血活血散瘀，可养阴血以濡四末，兼润肠通便，甘草和中，清解百毒，缓急止痛。四药合用则有散瘀止痛、清热解毒、活血之功效。现代药理学研究显示此方有抗炎解毒、抑制血细胞凝聚、扩张血管、促进血液循环的作用。除主方外，另根据病情对主方进行加减，药物加味如威灵仙、土茯苓、薏苡仁、忍冬藤、萆薢、金樱子等。

如治某男，43岁。2012年12月19日因右侧脚趾骨节灼热疼痛前来就诊。患者自2012年1月开始出现右侧脚趾骨节疼痛、红肿、灼热的症状，查血尿酸688μmol/L，每月发作1~2次。其面色暗，额头面部出油多，易生痤疮，脱发，体形肥胖，腹部肥满松软，身重不爽。夜间睡眠时打鼾，痰多，胸闷，口微干，有口臭，嗳气，寐差，醒后疲乏，精神萎靡。大便黏滞不爽，小便黄。患者患有高脂血症，中度脂肪肝，喜饮酒。舌淡胖，苔黄腻，脉沉滑。痰湿体质兼夹湿热体质。诊断为痹证（急性痛风性关节炎）之热痹。辨体、辨病、辨证合参，予健脾利湿、化痰泄浊以调整体质偏颇，同时针对疾病本身治以清热通络，祛风除湿。黄芪20g、制苍术20g、生蒲黄（包）10g、生薏苡仁20g、生山楂30g、赤小豆20g、忍冬藤30g、萆薢20g、土茯苓20g、晚蚕沙（包）15g。30剂，每天1剂，水煎服。

小贴士

体胖，面色晦暗，额头出油多，腹部肥满，夜间睡眠时打鼾，痰多，苔白腻，脉滑是典型的痰湿体质。有大便黏滞不爽，易生痤疮，苔黄腻，可认为兼夹湿热体质。使用益气健运汤以益气温阳，化痰祛湿，活血祛瘀，调整患者体质偏颇。痰湿体质源于气虚阳弱，脾湿运化失常而水湿内停，进而痰湿夹瘀，方中制苍术可解湿郁、消痰水；生山楂合生蒲黄以活血祛瘀；黄芪益气健脾；生薏苡仁、赤小豆、忍冬藤利水渗湿；另加草薢、土茯苓、晚蚕沙清热利湿祛浊。

章真如先汤剂后膏方治疗痛风

邓男，80岁，离休干部。1993年9月4日初诊。半年前突发右踝骨部肿痛，影响行走和活动，时有低热，反复发作，颇为痛苦，血尿酸553μmol/L。诊断为痛风，服布洛芬、吲哚美辛等药后数天肿痛消失，停药不久肿痛复发，更甚于前。服药时血尿酸可降至正常，但停药一二日则复升如前，并出现反复腹泻。诊见脉沉细，舌暗淡，苔黄腻，精神尚佳。因经常腹泻，不敢进食荤腥，食欲及睡眠一般，左下肢外踝微肿，压痛明显，手不能触，停用西药则肿痛更甚。

老年脾土本虚，脾虚则生湿，湿久化热，湿热蕴结，壅滞经络，为肿为痛。服药后对肠道刺激，引起腹泻。治宜健脾化湿，清热通络。苍术10g、白术10g、牛膝10g、黄柏10g、薏苡仁30g、木瓜10g、忍冬藤10g、夜交藤10g、细辛3g、秦艽15g、茯苓10g、威灵仙10g、桑枝30g、木香10g。二诊：上方服10剂后肿痛全消，嘱停服西药，停药后腹泻渐止。治疗中曾因饮食不慎又腹泻3日，乃嘱停用上方，改用健脾止泻药先理中州，泻止后仍用上方加减。三诊：前后共服清热化湿药30余剂，更方6次，以上方为基础，略有加减，一月来肿痛未再发作，2次查血尿酸均在正常范围。后因去外地探亲，改制膏药。黄芪80g、白术60g、茯苓60g、北沙参60g、苍术60g、牛膝60g、川黄柏60g、细辛20g、秦艽60g、威灵仙60g、薏苡仁100g、防己60g、桑枝100g、丹参60g、川芎60g、当归60g、赤芍60g、山药100g、川续断60g、独活60g。上药浓煎2次，去渣加冰糖1500g收膏，每服1汤匙，每日3次，开水冲服。以后又按原方作丸药。2年来随访，痛风未见复发。

叶新苗针药并用治痛风

叶新苗认为，痛风性关节炎多见于足趾的跖趾关节，也好发于踝关节膝关节、肘关节鹰嘴部、掌指关节、趾指关节等。关节红肿热痛反复发作后，痛风尿酸盐结晶沉积在关节囊、滑囊、软骨及其他组织中，形成痛风石，导致关节功能障碍。如能及时运用针刀干预，则能极大缓解关节疼痛，促进关节功能的恢复，保障日后的生活质量。叶新苗针对痛风性关节炎的不同病情，运用针刀，切开滑膜、筋膜及肌腱周围软组织，排出尿酸盐晶样物及泥沙结石，达到降低关节腔内压力、缓解关节疼痛、清除关节腔沉积物、改善关节活动度、促进组织修复的目的。

🌀 小贴士

叶氏针刀具体方法：取受累红肿关节波动感最大处、盐晶样物沉淀处为进针点，仔细辨认解剖结构，常规皮肤消毒后进针，刀口线与血管、神经、肌腱、韧带平行；进针后先行纵行疏通剥离，突破关节囊，在囊壁施纵行切割3~4刀，出针刀可见针眼处引流出如蜜糖沉淀物样，即尿酸盐结晶物。最后采用负压拔罐抽吸，使渗出液与结晶物尽量排出。

对于痛风性关节炎的中医治疗，叶新苗强调中药内治法的核心是清热除湿，活血通络止痛，以四妙散合四妙勇安汤为基本组方，药用牛膝、黄柏、薏苡仁、苍术、银花、玄参、甘草、当归、土茯苓、扁豆花、蚕沙、防己、炒谷芽、片姜黄、丹参。方中四妙散清热利湿、舒筋壮骨，四妙勇安汤清热解毒、活血止痛，两方合为主方，用于不同时期的痛风性关节炎。更伍以片姜黄及丹参，养血活血，通经止痛；防己祛风止痛，利水消肿；扁豆花、蚕沙及土茯苓燥湿健脾，开中州厚土之湿困；炒谷芽和中消食，以缓前药伤胃之弊。如痛风急性发作，关节局部红热，加用忍冬藤、赤芍、知母清热凉血；如患病多年，疼痛反复发作，且疼痛难忍，加制川乌、全蝎，祛风止痛，搜风通络；如血尿酸高，关节红热且大便秘结，实证明显，加用制大黄通腑清热。

🌀 小贴士

针刀是治疗痛风性关节炎的一种安全快捷的治疗方法。针刀能迅速松解关节周围高张力状态下的软组织，从而大大缓解患者疼痛并消除关节肿胀，提高患者生活质量，尤其对于已经形成痛风结石或关节功能障碍的患者，针刀能促进痛风石的排泄及吸收，从而达到改善关节功能的疗效，避免了患者手术之苦。中药汤剂清热泄浊、活血通络，控制血尿酸水平，以达到治病求本的目的。相较于患者长期服用秋水仙碱或非甾体类抗炎药，可避免引起胃肠道反应，为痛风性关节炎的可持续性治疗提供了可能。

刘清泉论痛风标本兼治

刘清泉教授认为急性痛风关节炎属于中医学的痹证，多为平素嗜食肥甘，脾胃受损，寒湿内阻于经络所致。主要病机为虚实夹杂，正虚为本，邪实为标，在痛风急性发作期以邪实表现更为突出。脾胃为气血生化之源，传化水谷精微，然饮食不节，可致脾胃虚弱，脾失健运，脾升胃降功能失常，引起湿邪内生，阳虚寒生，寒湿相搏于中焦，阻遏气血运行，进而导致脾胃功能进一步受损。湿性重浊、黏滞、趋下，不易去除，寒邪凝结、收引，易出现疼痛，寒湿停于下，加之脾主四肢，脾虚则四肢倦怠，表现为下肢关节剧烈疼痛。在治疗中应注重标本兼治，急性期以祛邪为主。

曾治某男，50岁。2018年5月22日初诊。患者主诉双侧大脚趾疼痛2天。近3天食大量海鲜，夜间饮用啤酒，平日运动少，身材偏胖，既往曾出现血尿酸升高情况，未予重视。2天前突然出现双侧大脚趾剧烈疼痛，难以忍受，伴活动受限，脚趾不能着地，口服止痛药效果不显，血尿酸589.7μmol/L，结合病史诊断为痛风。予口服秋水仙碱治疗，仍觉疼痛难以控制。现症见双侧大脚趾持续性疼痛，局部发热肿胀，无明显关节变形，行动不便，拄拐入诊室，无发热恶寒，无头晕，疲乏，纳可。既往喜食寒凉食物，近日进食海鲜较多，疼痛影响睡眠，小便调，大便偏稀。舌淡红，苔白腻，脉沉。中药内服处方：土茯苓150g、威灵仙30g、川萆薢60g、白僵蚕15g、干姜30g、制附片30g、炒白术60g、桂枝15g、赤芍15g、知母30g、防风30g、生麻黄15g。每日1剂，水煎服，早晚分服。中药泡洗处方：忍冬藤100g、马齿苋100g、白矾6g。煎煮忍冬藤及马齿苋，放凉后入白矾，每日1次，双脚局部泡洗，嘱其低嘌呤饮食。2018年6月12日三诊，双侧大脚趾无明显疼痛，无活动受限，无发热恶寒，复查血尿酸276μmol/L，无头晕，乏力好转，纳可，眠可，小便调，大便不成形，每日1次。舌淡红，苔薄腻，脉沉细。方药：干姜30g、制附片30g、炒白术60g、茯苓30g、桂枝15g、赤芍15g、川萆薢30g、威灵仙30g、土茯苓100g、防风30g。每日1剂，水煎服，早晚分服。继予前方泡洗，嘱其低嘌呤饮食。随访3个月未再发作。

🌀 小贴士

平素饮食不节，导致脾胃虚弱，进而寒湿中生，阻遏气血运行，进一步加重脾胃虚弱，阻于经络而发为痛风。辨证为脾虚寒凝，以邪实为主，重用土茯苓、威灵仙、川草薢、白僵蚕祛湿通络；脾胃阳虚为本，以干姜、附子、白术等温阳健脾；寒湿闭阻，予桂枝温阳通脉，生麻黄宣阳通痹。诸药合用，共奏祛湿通络、健脾温阳之功。治疗中泡洗贯彻始终，对于缓解疼痛起到了辅助作用。

🔖 刘喜德谈治疗中的三大矛盾

刘喜德指出，痛风病程长，病情反复，三大问题贯穿治疗始终。一是清化太过，则肿痛复发；二是通利太过，则脾肾更伤；三是补益太过，则闭门留寇。

痛风患者发作期主要表现为急性关节炎症状，每见于饮酒或高嘌呤饮食之后。此时湿浊痰凝，或外邪壅滞，痹阻关节，不通则痛，浊瘀化热，疼痛明显，急则治其标，治在清化湿热、化毒止痛。病势急骤，清利祛化之物，通过化湿排浊、通络止痛，可抑制血尿酸的形成，并加快其排出，同时能够减少西药的用量，减轻药物不良反应。但用量不慎、祛化太过则适得其反，致湿浊下行，阴邪黏滞，阻遏气机，瘀毒流注经络，痹阻关节，聚积于下，则肿痛复发，甚者更剧。解决方法是因人制宜，辨体质之强弱、身形之壮弱，析病势之急缓、邪气之盛实，清化之品必加温散趋上药物，不致湿浊黏腻。

痛风缓解期，病机以本虚标实为主。本虚有先后天之分，脾肾为关键，脾虚、肾虚是其发病内因，标实包括有湿、有热、有痰，三者互为外邪阻滞，胶着为患。治当祛邪兼以扶正、攘外同时安内，以祛湿泄浊通络，兼健脾益肾。用药有秦艽、车前子、威灵仙、独活、薏苡仁、炒白术、川牛膝、盐续断、盐杜仲、补骨脂等。其时用药，宜祛邪兼以扶正，通利兼以补益，若稍有不慎，剂量不当，通利太过，则致脾肾更伤。考虑到痛风缓解期的病机特点，通利邪实的同时兼顾补益脾肾，处方用药常配伍四君子汤加减，佐以补肝肾药对。

痛风稳定期患者多无明显主诉及相关伴随症状，以高尿酸血症为主要特点，此期病程迁延，痛风石难以消退，精气耗损、血虚凝滞、湿浊壅阻、诸脏多累、阴阳俱虚，以筋脉拘急、屈伸不利、麻木不仁、舌红少苔、脉细等为主要表现，病机仍为本虚标实。缓则治其本，治疗上一则补虚以扶正，二则既病以防变。常用基础方四妙散，臣以扶正之品党参、黄芪、山药、山茱萸、熟地黄、黄精、女贞子、菟丝子、桑椹等固本培元，佐以茯苓、薏苡仁、川芎等行气活血、利水渗湿。治疗当固本扶正为要，要细审虚、实，权衡脾肾之虚与浊瘀之邪。虽用药多滋补，亦适当清利，不可过于补益而致闭门留寇。

🌀 小贴士

痛风患者过用补益药物或饮食不节或食补不当，均可致尿酸生成过多，血液和尿液中的尿酸浓度升高至过饱和状态，肾小管重吸收尿酸增多，管腔内则会形成尿酸盐晶体或雪泥样沉积物，阻塞肾小管，引起肾损害。高尿酸血症是痛风性肾病的发病基础，肥胖、高血压及糖尿病等直接影响着痛风的发病。长期痛风的患者中41%伴有肾脏损害，尿酸盐可通过多种方式引起肾损伤及肾纤维化，导致慢性痛风性肾病，故而对于慢性痛风性肾病患者，补益应适宜。

如治某男，65岁。2020年6月17日初诊。患者主诉双侧足趾关节红肿热痛5年，加重2天。5年前因饮食不节出现关节疼痛，压痛明显，皮温升高，当时未予重视，后反复发作，间断使用秋水仙碱、非布司他片等治疗，病情控制一般。现双侧足趾关节疼痛，红肿热痛，活动受限，夜间尤甚，腰酸腰痛，口干口苦，夜寐欠安，纳食尚佳，大便通调，每夜夜尿2次。舌质暗红，舌苔黄腻，脉象弦细。辅助检查：外周血白细胞计数8.2×10^9/L，中性粒细胞百分比75.8%，血尿酸581μmol/L，血肌酐139.5μmol/L，血沉64mm/h，尿蛋白++。中医诊断：风湿痹病（湿热瘀滞证），治以清热利湿、通络止痛。处方：生薏苡仁30g、炒苍术6g、黄柏9g、川牛膝10g、土茯苓15g、威灵仙10g、绵萆薢15g、醋玄胡10g、海桐皮20g、忍冬藤20g、蜈蚣1条、金樱子15g、陈皮10g、生甘草5g。7剂。每日1剂，水煎服，分2次饭后温服。同时嘱禁酒，禁食海鲜等高嘌呤食物。2020年6月25日二诊。诸症好转，足趾稍有疼痛，腰酸腰痛减轻，口干口苦，夜寐转安，纳食尚佳，大便通调，每夜夜尿2次。舌质暗红，舌苔薄腻，脉细略滑。此时处于缓解期，病机以本虚标实为主，治以祛湿化浊，益肾通络。原方去蜈蚣、土茯苓，加盐续断15g，再服14剂，每日1剂，服法同前。2020年7月11日三诊。无明显症状，无红肿热痛，血尿酸376μmol/L，尿蛋白±，血常规正常，继予巩固治疗，缓则治其本，予健脾益肾，行气散结。处方：炒薏苡仁30g、炒苍术6g、黄柏6g、川牛膝10g、威灵仙10g、绵萆薢15g、积雪草20g、金樱子15g、盐续断12g、盐杜仲12g、陈皮10g、生甘草5g。14剂。每日1剂，服法同前。

🐌 小贴士

本病初诊病发为急，治以清热利湿、通络化毒止痛，以缓解症状，减轻痛苦，亦不可清利太过，防止邪毒淤滞，阻塞不通。二诊症状好转，邪实仍在，本虚已显，治疗标本兼顾、祛湿化浊、益肾通络，避免通利太过。三诊诸症好转，邪实已去，法用健脾益肾、行气散结，药用补益，把握虚实多少，不过于补益，避免虚不受补，闭门留寇。

朱良春从浊瘀痹论治痛风

朱良春称痛风为"浊瘀痹"，强调痛风多以中老年人或有饮酒史、喜进膏粱肥甘之人为多。痛风特征为关节疼痛夜半为甚，且有结节，或溃流脂液。从病因来看，湿浊瘀滞内阻是其主要病机，受寒受湿是诱因。因形体丰腴，并嗜酒、喜啖，导致脏腑功能失调，升清降浊无权，痰湿滞阻于血脉之中，难以泄化，与血相结而为浊瘀，滞留于经脉，则骨节肿痛，结节畸形，甚则溃破，渗溢脂膏。或郁闭化热，聚而成毒，损及脾肾，初则腰痛、尿血，久则壅塞三焦，而呈"关格"危候，即"痛风性肾炎"，最后导致肾衰竭。

治疗痛风，应坚守"泄化浊瘀"这一法则，审证加减，浊瘀即可逐渐泄化，而血尿酸亦将随之下降，从而使分清泌浊之功能恢复，而趋健复。常用土茯苓、萆薢、薏苡仁、威灵仙、泽兰、泽泻、秦艽泄浊解毒，伍以赤芍、土鳖虫、桃仁、地龙等活血化瘀，可促进湿浊泄化、溶解瘀结、推陈致新、增强疗效，降低血尿酸浓度。

治疗中，对于蕴遏化热者，加清泄利络之苦瓜藤、虎杖、三妙丸；痛甚者，伍以全蝎、蜈蚣、延胡索、五灵脂以开瘀定痛；漫肿较甚者，加僵蚕、白芥子、胆南星等化痰药，可加速消肿缓痛；如关节僵肿、结节坚硬者，加炮山甲、蜣螂、蜂房等可破结开瘀、软坚消肿，利于降低血尿酸指标。如在急性发作期，宜加重土茯苓、萆薢之用量，并依据证候之偏热、偏寒之不同，而配用生地黄、寒水石、知母、水牛角等以清热通络或加制川乌、制草乌、川桂枝、细辛、淫羊藿、鹿角霜等以温经散寒，可收消肿定痛、控制痛风发作之效。体虚者，选用熟地黄、补骨脂、骨碎补、生黄芪等以补肾壮骨。至于腰痛血尿时，可加通淋化石之品，如金钱草、海金沙、芒硝、小蓟、白茅根等。

《中医临床家朱良春》介绍案例。夏某，男，55岁。1988年3月14日就诊。患者主诉手指、足趾小关节经常肿痛，以夜间为剧，已经5年，右手食指中节僵肿破溃，亦已2年余。5年前因经常出差，频频饮酒，屡进膏粱厚味，兼之旅途劳顿，感受风寒，时感手指、足趾肿痛，因工作较忙，未曾介意。以后每于饮酒或劳累、受寒之后，即疼痛增剧，右手食指中节及左足拇趾内侧肿痛尤甚，以夜间为剧，即去医院就诊，作风湿性关节炎处理。曾服吡罗昔康、布洛芬等药，疼痛有所缓解，时轻时剧，终未根治。两年前右手食指中节僵肿处破溃，流出白色脂膏，查血尿酸高达918μmol/L，确诊为痛风，即服别嘌呤醇、丙磺酸等药，病情有所好转，但因胃痛不适而停服，因之肿痛又增剧，乃断续服用，病情缠绵，迄今未愈。现症见右手食指中节肿痛破溃，左足大趾内侧亦肿痛较甚，入暮为剧，血尿酸714μmol/L，口苦。苔黄腻，质衬紫，脉弦数。右耳翼摸到二枚痛风石结节，左侧亦有一枚。诊断：浊瘀痹（痛风）。治疗：泄化浊瘀，蠲痹通络。处方：土茯苓60g，生薏苡仁、威灵仙、苦瓜藤、虎杖各30g，萆薢20g，秦艽、泽兰、泽泻、桃仁、地龙、赤芍各15g，土鳖虫12g，三妙丸（包）10g。10剂。3月25日二诊：药后浊瘀泄化，疼痛显减，破溃处之分泌物有所减少，足趾之肿痛亦缓，苔薄，质衬紫稍化，脉细弦。药既奏效，毋庸更改，继进之。上方去三妙丸，加炙僵蚕12g、炙蜂房10g。15剂。4月10日三诊：破溃处分泌已少，僵肿渐消，有敛愈之征。苔薄，衬紫已化，脉小弦。血尿酸已接近正常，前法续进，并复入补肾之品以善其后。上方土茯苓减为30g，去赤芍、苦瓜藤，加熟地黄15g，补骨脂、骨碎补各10g。15剂。10月5日随访：手足指、趾之肿痛未再作。

🌀 小贴士

朱老认为，长期使用激素者，在改服中药的过程中均需递减，不可骤停。用穿山甲似有替代激素的作用，而无激素的副作用；萆薢、威灵仙、土茯苓、秦艽、泽泻均有降低血尿酸浓度的作用；接骨木、金钱草、大黄等能改善肾功能；钩藤、石决明、地龙、枸杞子、菊花、天麻、牛膝等能降低血压。

薛盟从湿热伏邪论治痛风

陈男，59岁。近患痛风（血尿酸565μmol/L；血沉80mm/h），两下肢踝关节及足母趾外侧赤肿，疼痛难忍，痛处重着不能转舒，暮夜尤痛甚，已数晚未能安睡，来诊时策杖蹒跚。舌苔黄腻，脉象弦滑。此乃湿热伏邪，扰及肝肾脉络，当因势利导，兼扶正气。处方：生黄芪20g、土茯苓30g、炒苍术9g、炒黄柏9g、忍冬藤15g、炮山甲9g、鬼箭羽15g、木通9g、赤芍15g、白芍15g、蒲公英20g、川牛膝15g、怀牛膝15g、赤小豆30g。二诊：服药一周后，腿部疼痛若失，已能弃杖而行，局部红肿已明显消退，小便色尚黄浊，偶感腰酸，口淡而干，血压正常。前方去黄芪、木通、蒲公英、赤小豆，加夏枯草30g、桑寄生15g、独活9g、秦艽15g、生白术15g、生薏苡仁15g。另配大活络丹，嘱其每日1丸常服。

孟凤仙重视湿热浊瘀毒

孟凤仙认为，先天禀赋是痛风发病的主要基础，湿、热、浊、瘀、毒为疾病发生发展的重要诱发因素。多由先天脾胃虚弱，或因饮食不节，沉湎醇酒厚味，以致脾失健运，升清降浊无权，湿浊内生，酿湿生热，蕴热成毒；或先天肾气亏虚，清浊泌别失常，浊毒内伏；或外感风寒湿邪，久而化热，或外感燥热火邪，湿热浊毒留滞筋骨发病。且湿热浊毒日久不化，影响血行，血脉瘀阻，湿痰败血瘀滞经络，深入骨骱，加重关节肿胀、疼痛、僵硬，甚至畸形，或见溃流脂浊，肉腐见骨，或致损伤肾脏，湿浊毒瘀积甚发关格之变。湿、热、浊、瘀、毒胶结难解，日久不化，既是病理产物，又为新的致病因素，互为因果，互相协同，终致痛风反复发作，缠绵难愈。湿、热、浊、瘀、毒等病理产物的大量生成，是痛风发病的基础，是影响疾病的转归的主要因素。

急性期以清热解毒、利湿化浊为法，常用土茯苓、萆薢、忍冬藤、虎杖、黄柏、金钱草、红藤、没药、白芷等药物。慢性期以祛湿活血通络为主，兼以清热祛风化痰，多用桃仁、红花、丹参、苏木、威灵仙、桑枝、海桐皮、全蝎、乌梢蛇、土鳖虫、白芥子、黄柏、忍冬藤、土茯苓等。病久及肾，肾精亏虚，清浊不辨，精微排于外，浊毒蕴于内，形成痛风性肾病。治以补肾健脾、利湿泻浊、清热通络，常用药物有山萸肉、怀牛膝、炒苍术、薏苡仁、知母、黄柏、苏木、威灵仙、青蒿、秦艽、白花蛇舌草、土茯苓、川萆薢等。

如治满男，41岁。2016年5月3日就诊。左踝肿痛伴发热3日，系饮酒后出现左踝肿胀疼痛，关节灼热感，活动受限。皮肤温度略高，体温38℃。行走不便。舌质红，苔黄腻，脉滑。既往体健。血尿酸569μmol/L，白细胞15.84×10⁹/L，C–反应蛋白62.4mg/L，红细胞沉降率24mm/h，尿常规酸碱度（pH）6.0。中医诊断：痹证之热毒瘀阻证。治法：清热解毒，利湿泄浊。予以土藤草汤化裁：忍冬藤60g、土茯苓40g、虎杖30g、没药15g、白芷15g、红藤15g、关黄柏15g、海桐皮30g、赤芍15g、牡丹皮15g、知母30g，7剂。每日1剂，水煎服，早晚分服。每次加服碳酸氢钠片1.0g，每日3次，使尿pH保持在7.0左右。嘱卧床休息，患肢关节制动，忌热敷，忌高嘌呤食物，禁止饮酒。多饮水，每日3000mL以上。

🐌 小贴士

土茯苓，《本草正义》："利湿去热，能入络，搜剔湿热之蕴毒。"《本草纲目》："健脾胃，强筋骨，去风湿，利关节，止泄泻。"土茯苓、忍冬藤内外相合清热通利关节。郭淑云等研究发现，土茯苓水提物可降低高尿酸血症模型小鼠血尿酸水平和抑制血清黄嘌呤氧化酶活性，推测土茯苓水提物可能是通过抑制黄嘌呤氧化酶活性、减少嘌呤分解代谢，使尿酸生成减少，从而降低血尿酸水平。现代药理研究显示，土茯苓中落新妇苷、二氢黄酮类以及薯蓣皂苷等具有较强的消炎作用。

🔳 张琪利湿清热活血三法合用

张琪以为，朱丹溪论痛风多因血热感寒、湿、痰、浊血、流注为病，所举医案提到性急作劳、性急味厚，性急则生热，味厚则多生痰湿，应引起重视。饮食厚味致病与当代医学多食含嘌呤、高蛋白食物为致病原因不谋而合，丹溪痛风方治疗亦较符合病情。

张琪治疗痛风，以淡渗利湿、苦寒清热、活血通络三法合用组方。淡渗利湿之药，首推土茯苓。湿邪着于筋骨，筋脉拘急不柔，疼痛拘挛不能舒展，土茯苓淡渗，湿邪除则筋骨舒，而此药非直接能强筋骨，功在湿邪除则筋骨不复拘挛而随之强健，需要重用，常用30~50g。萆薢分清化浊，又有除湿、利关节、治疗湿痹之作用，用以治痛风湿邪着于筋骨有良效；

泽泻、猪苓均为利水湿之有效药物，通过利水以利尿酸排出；苦寒清热之药，首选黄柏，清热燥湿善除下焦湿热，与苍术合用为二妙散，一温一寒，清热燥湿，消肿止痛；其次为苦参、防己，苦参燥湿清热、利尿消肿，取其清热除湿消肿止痛之功，防己苦寒利水、清热止痛，具有祛风、清热、利湿的功能，为治疗痛风的有效药物；活血舒筋通络之品，首选桃仁、红花、川芎，用以活血行血；若顽痹麻木僵硬，又须用虫类药搜邪通络，如全蝎、土鳖虫、蜈蚣、炮山甲等皆可选用。用药中加小剂量制川乌反佐之，止痛效果尤佳。此外，舒筋通络之品如青风藤、秦艽、伸筋草亦可酌情选用。

　　如治武男，44岁。1999年9月15日初诊。发病半年余，左脚拇趾关节连踝关节掀赤肿痛，发作甚剧，夜间较甚，血尿酸530mmol/L，诊断为痛风。曾用布他酮片、秋水仙碱，一时有效，药停后痛仍不除，来门诊求治。患者拇趾关节、踝关节肿痛，局部红棕色，活动受限。脉象滑有力，舌质紫暗。辨证为湿热痹阻经络关节，治以清热利湿、活血通络。处方：黄柏15g、防己15g、薏苡仁20g、萆薢20g、苍术15g、青风藤30g、伸筋草30g、牛膝15g、知母15g、木通15g、土茯苓30g、全蝎10g、土鳖虫10g、穿山甲25g、秦艽15g、威灵仙15g、桃仁15g、红花15g，水煎服，日两次服。9月22日二诊：服药7剂，疼痛减轻，嘱其继服上方14剂。10月7日三诊：疼痛进一步减轻，仍有小痛，局部关节僵硬，皮肤棕色，腹部稍不适，有轻度腹泻，去知母、木通，加白术、砂仁各15g。12月20日四诊：此间经数次复诊，均以上方加减共服药60余剂，现疼痛麻木僵硬完全消除。舌转红润，脉缓。血尿酸330mmol/L。

小贴士

　　现代医学认为，人体产生的尿酸，1/3由肠黏膜细胞分泌入肠腔，经细菌分解破坏而生成氨，随粪便排出，每天由肠道排出的尿酸量约200mg，另外2/3经肾脏随尿排出。尿酸高，多表现为湿热痰浊，治疗中用黄柏、苍术、防己、苦参清热利湿，土茯苓、泽泻、萆薢、猪苓等淡渗利湿，上述中药对于降尿酸是有作用的。

段富津：急则清湿热缓则祛湿浊

　　段富津强调，痛风治疗要分清急性期和缓解期。急性期多属湿热痹阻型，治疗应以利湿化瘀为主，而湿热久居人体，易伤人体阳气，并可伤及阴液，治疗用药不可过于苦寒，防止寒凉太过伤及脾肾阳气，导致旧湿未去又添新湿，但又不可过用苦燥伤阴动火。缓解期治以调节脏腑功能、顾护正气、祛湿化浊为主，此期疾病的本质虽然是脏腑虚弱，但在补益时要注重时机，不能过早温补，要注重疏通气机，气行则湿行，气化则湿化。

如治某男，56岁，右足部跖趾关节疼痛红肿2天，入夜尤甚。症见右足部跖趾关节疼痛，夜半突发不可屈伸，口服止痛药未见明显好转。伴颈项强直，右足跖趾关节局部皮肤红肿，皮温升高，口干口渴，口臭，夜眠欠佳，纳可，小便黄，大便干。舌质红，苔黄厚腻，脉弦数而有力。血尿酸620μmol/L。X线片见右足跖趾关节处痛风石形成。中医诊断：热痹之湿热痹阻证。治宜清热利湿，用药以四妙丸加减：苍术15g、黄柏15g、牛膝10g、生薏苡仁30g、汉防己15g、泽泻20g、姜黄15g、知母20g、当归10g、萆薢15g、葛根15g、牡丹皮15g、蚕沙15g、延胡索20g、甘草15g，4剂，水煎服。服药后右足跖趾关节疼痛、局部肿胀明显改善，口干口渴症状减轻，颈项强直症状基本缓解，纳食稍有不佳，两足酸软无力。舌质红，苔淡，脉滑微数。上方去汉防己、泽泻，加木瓜15g，6剂。服药后症状明显改善，继续服药10剂停药。

🌀 小贴士

本案治疗予四妙丸加减，重在清利下焦湿热。方中黄柏苦寒，清热燥湿；苍术辛温，加强燥湿之力；牛膝养血活血；生薏苡仁增强化湿之力；汉防己助四妙丸清利下焦湿热。《本草求真》中有"防己辛苦大寒，性险而健，善走下行，长于除湿通窍利道，能泄下焦血分湿热"的记载。现代药理研究表明，防己碱对小鼠局部烫伤炎症、大鼠原发性关节炎、大鼠类风湿关节炎等均具有明显的抗炎作用。

又如某男，48岁，痛风多年，左足部跖趾关节痛风石形成。多年来，病情反复发作，发作与饮食有密切关系。此次就诊自述左足部跖趾关节僵硬麻木1周。现症见形体肥胖，左足跖趾关节肿胀变形，自觉麻木僵硬，局部皮肤颜色晦暗，触及痛风石。腹部胀满不适，时觉恶心，纳差，口淡乏味，周身困倦不适，大便稀溏。舌质淡胖，边有明显齿痕，苔白腻，脉弦滑。血尿酸588μmol/L。中医诊断：痹证之湿浊痹阻证。治宜祛湿化浊，通络止痛。处方：生薏苡仁50g、蚕沙15g、木瓜15g、苍术15g、黄柏15g、牛膝10g、汉防己15g、半夏10g、胆南星10g、姜黄15g、当归10g、萆薢15g、羌活15g、威灵仙15g、甘草15g。4剂，水煎服。服药后症状明显好转，关节肿胀麻木症状明显减轻，左足跖趾关节僵硬症状有所减轻，于前方加地龙20g活血化瘀、软坚散结，杜仲15g、续断20g滋补肝肾以善后。

🌀 小贴士

朱丹溪说，凡人身上中下有块者多是痰。痰浊瘀阻，治法健脾化痰，重用薏苡仁为君药，取其健脾利湿之力。薏苡仁的有效成分具有温和的镇痛抗炎作用，对各种炎症反应均有一定的缓解作用，配以木瓜化湿和胃，同时缓解筋脉拘急导致的肢体关节麻木不适。方中蚕沙和中化湿，既引浊下趋，又能化浊使之归清。木瓜、蚕沙既助薏苡仁健脾化湿和胃，又可以改善肢体拘挛。半夏燥湿化痰，同时可降胃气，如此配伍，痰湿可去，脾胃的气机也可以恢复。

盛增秀：清热利湿宣痹通络治痛风

汪男，46岁。2016年4月18日初诊。痛风病史10余年，发作见关节疼痛，服用秋水仙碱等治疗。近两日关节疼痛加剧，以左踝关节为甚，步履艰难。现症见面色晦滞，精神不振，呈痛苦状，左踝关节红肿热痛，扪之灼热，小便黄赤。脉象弦细，舌苔薄腻。系湿热流注下焦，客于骨节，痹阻经络，不通则痛。证属湿热痹，病名历节。治宜清热利湿，宣痹通络。处方：制苍术10g、生石膏（先煎）20g、知母10g、忍冬藤30g、防己9g、滑石12g、晚蚕沙12g、薏苡仁20g、连翘12g、赤小豆15g、川牛膝9g、黄柏9g、独活6g、赤芍12g、川萆薢10g、土茯苓18g、威灵仙12g，7剂。2016年4月25日二诊：药后左踝关节红肿热痛已止，行动自如，舌苔变薄，脉仍弦细。此乃湿热得化，骨节活利，经络通达之佳象。原方扬鞭再进，以巩固疗效。

🌀 小贴士

本例系湿热流注下焦，客于骨节而致。治疗以苍术白虎忍冬汤、宣痹汤、四妙散合而化裁。苍术白虎忍冬汤由苍术白虎汤加忍冬藤而成，功擅清热化湿、通经活络；宣痹汤为治疗湿热痹证的传世良方；四妙散由朱丹溪二妙散加味而成，善治下肢湿热痹证。合之共奏清热利湿、祛风通络之功。

老中医施痛风防治120题

刘维：清热化湿解毒通络治痛风

赵男，28岁。2014年10月21日初诊。患者主诉右膝关节间断肿痛5个月。患者于2012年第一次出现左足第1跖趾关节疼痛明显，入夜加剧，2013年1月第二次发作，症状如前。2013年4月15日患者在某医院查肾功能，血肌酐92μmol/L，尿酸649μmol/L。间断服用双氯芬酸钠缓释片及秋水仙碱片控制症状。2014年5月出现右膝关节肿痛，活动受限。现症见右膝关节肿痛，左足第1跖趾关节疼痛，上下楼梯困难，纳可，寐可，二便调。舌红，苔黄腻，脉弦滑。痛风，证属湿热瘀毒，治宜清热化湿、解毒通络。处方：秦皮20g、萆薢30g、车前子（包）30g、泽泻20g、黄连10g、防己10g、海桐皮20g、防风15g、忍冬藤30g、生甘草6g。每日1剂，水煎2次，取汁300ml，分早晚2次服。7剂。忌食生冷辛辣、海鲜腥膻之品。10月29日二诊：右膝关节肿痛明显好转，下肢仍乏力，纳可，寐安，二便调。舌淡红，苔黄腻，脉弦滑。前方加木瓜20g、伸筋草20g、川芎10g。7剂。11月12日三诊：未诉明显不适，纳可，寐可，二便调。舌质红，苔黄腻较前减轻。复查肾功能，血肌酐94.8μmol/L，尿酸286.4μmol/L。前方去防己、海桐皮，加荷叶10g、牡丹皮10g。14剂。11月26日四诊：右膝关节肿痛大减，乏力，运动时稍欠力，纳可，寐可，二便调。舌暗红，苔白腻，脉弦细。三诊方继服14剂。随访1年，痛风未发作，肾功能正常。

曹洪欣：清热利湿活血化痰治痛风

刘男，56岁。2007年3月10日初诊。痛风（尿酸盐肾病）6年，平素嗜食肥甘，一月前受寒后出现四肢关节肿胀疼痛，左侧跖趾关节红肿痛甚，不可触及，夜剧昼缓，屈伸不利。服用秋水仙碱，疼痛缓解不明显。双耳轮及手足可见痛风石。舌暗红，苔黄腻，脉弦。素食3天查血尿酸512.9μmol/L，尿尿酸7.7μmol/L。辨证属湿热痰瘀痹阻经络。治宜清热利湿、活血化痰。处方：黄柏10g、苍术10g、桃仁10g、红花10g、羌活10g、桂枝15g、白芷10g、川芎15g、防己10g、秦艽20g、茯苓15g、薏苡仁30g、天南星10g、威灵仙15g、忍冬藤20g、甘草10g。14剂。水煎服，日1剂，分3次服。复诊：关节肿胀不显，疼痛明显减轻，屈伸自如。舌暗红，苔淡黄微腻，脉弦。效不更方，再进10剂，关节痛消失。查血尿酸295μmol/L，尿尿酸3.78μmol/L。随访半年未复发。

宋立群：泄浊化瘀蠲痹通络治痛风

某男，55岁。2014年4月15日初诊。患者主诉手指、足趾小关节肿痛3年余，加重1周。患者形体肥胖，3年前因经常饮酒，屡进膏粱厚味，饱受风寒，时感手指、足趾肿痛，以夜间为剧，右手食指中节僵肿破溃。以后每于饮酒、劳累、受寒之后，即疼痛增剧，血尿酸918μmol/L，确诊为痛风。服用别嘌呤醇，症状有所好转，但因胃痛不适而停药。现症见右手食指中节、足趾小关节疼痛，食少，脘痞，大便黏滞，排便不爽，少寐，多梦，口苦，口黏腻。苔黄腻，舌紫暗，脉弦数。湿浊内蕴，痹阻经络。治宜泄浊化瘀，蠲痹通络。处方：土茯苓40g、熟大黄10g、萆薢20g、积雪草20g、猫须草20g、蒲公英30g、秦皮20g、蚕沙20g、马齿苋20g、生牡蛎30g、威灵仙15g、泽泻15g、泽兰15g、地龙15g、牛膝15g、姜黄20g、土鳖虫10g。7剂，每日1剂，水煎服。二诊：疼痛减轻，足趾之肿痛缓解。苔薄，舌紫，脉细弦。上方加僵蚕15g、露蜂房10g。14剂，每日1剂，水煎服。三诊：疼痛明显减轻，僵肿渐消。苔薄，舌质衬紫已化，脉弦。血尿酸值已接近正常，加桑寄生15g、续断15g，补益肝肾以善其后，再服14剂。后改为丸药继续服用，以巩固疗效。

🌀 小贴士

患者形体肥胖，又有饮酒史，喜食膏粱厚味，导致脏腑功能失调，内伤脾胃，脾胃升清降浊无权，湿浊内蕴，因湿浊阻滞于血脉之中，难以泄化，与血相结而为浊瘀。本案患者在痛风发作期，病机以浊瘀痹阻经络为主，治疗以泄化浊瘀治其标为主，在瘀浊得化后，再加用补益肝肾之品，治其本以善其后，使脏腑得以协调而趋康复。

陈进义：运脾利尿凉血治痛风

李男，40岁。1990年6月27日初诊。患者体型肥胖，平时喜酒肉及海产品，两周前某日上午起自觉左足大趾隐隐作痛，夜间12时左足大趾疼痛加重，如刀割样，局部不能触动，次晨起床时左足大趾及二趾关节均红肿热痛。本地医院按风湿性关节炎治疗，一周后有好转，但患趾关节仍隐隐作痛，活动不利。今日再次发作，现症见左足大趾及二趾关节肿胀疼痛，行走时左足大趾不能触地，口渴，面色灰白。舌淡，苔黄腻，脉数。抗链球菌溶血素O正常，胶乳凝集试验阴性，红细胞沉降率40mm/h，血尿酸450μmol/L。诊为痛风性关节炎。处方：土茯苓50g，生石膏、生薏苡仁各30g，苍术、知母、萹蓄、车前子各10g，川萆薢、猪苓、茯苓、瞿麦各20g，玄参、牡丹皮各15g，木通3g。嘱患者每日大量饮绿茶，并戒酒及高蛋白类食物。5剂后复诊，左足大趾及二趾关节疼痛已消失，局部肿胀消退。舌淡，苔薄腻，脉缓有力。复查红细胞沉降率为19mm/h，血尿酸降至正常范围。前方去石膏、苍术，加生山楂15g。10剂后局部关节疼痛消失，红细胞沉降率亦降至正常。续用前方10剂，隔日煎服以巩固疗效。随访1年无复发。

路志正：痛风冲剂一号二号内服三号外洗

路老认为，痛风属于痹证范畴，因人之体质强弱不同，禀赋各异，地土方宜、生活习惯不一，受邪各有偏盛，派生出行、着、痛、热痹之殊。他赞同朱丹溪对痛风的认识，强调内因在发病中的作用，而风、寒、暑、湿、热、毒等外邪，仅是在内因病变前提下之诱发因素。痛风的主要病机在于血中有热，污浊凝涩；饮食不洁，酒色过度；正气不足，外感风、寒、暑、湿之毒；情志不畅，伤脑动神等。致内脏功能失调，气血偏盛，阴阳失衡，诱发本病。

急性期以湿热之毒为主。其临床特点为发病急，来势猛，同时血尿酸升高，血沉增快。第一跖趾及拇指关节或踝、手腕、膝、肘等关节红、肿、热、痛，昼轻夜重。治疗及时者，一般4~7日可缓解，而严重者病程较长，可持续数周局部红肿方见消退，皮肤颜色恢复正常。病久的患者即使红肿消退后，仍呈暗紫色，有的关节皮肤褪掉。反复发作周期长者一年或数年，短者一周或半月。急性缓解后，即转为慢性期，虽关节红肿消失，但仍疼痛或剧痛。病邪久恋，正气暗耗，脾、肾、三焦功能失常。正虚邪实，痰瘀交阻，深入筋骨，病情加重，关节僵硬变形，形成痛风石。

急性期当治其标，可用清热祛湿、活血通络之法，方用痛风冲剂一号：黄柏、生薏苡仁、丹参、虎杖、青风藤、益母草、防己、川牛膝、稀莶草、秦艽、威灵仙等。慢性期治法，健脾益气、补肾通络、疏风定痛，方用痛风冲剂二号：黄芪、丹参、防己、青风藤、鸡血藤、赤芍、桂枝、炒白术、茯苓、泽泻、络石藤、萆薢等。重视配合使用外治法，活血通脉、软坚化瘀、消肿止痛，方用痛风冲剂三号：皂角刺、大黄、透骨草、鹿衔草、防己、防风、炙乳香、没药等，用来熏洗浸泡患处。

如患男，29岁。2003年5月31日初诊。患者主诉周身关节疼痛，反复发作3年，加重3天。患者自3年前左足踝关节突发肿痛，夜痛甚，需服布洛芬、对乙酰氨基酚止痛。此后足踝、肘、膝关节游走性疼痛反复发作，时感周身重滞不舒。与气候变化无明显关系，常于劳累、饮食不慎时发作。3天前左膝关节肿痛，色红，皮温高，不能行走。查体见面部及前胸有散在性暗红色皮下结节。食欲尚佳，但时有腹胀、大便溏薄，因关节肿痛而夜眠不安。舌质暗，苔薄黄而腻，脉沉涩。西医诊断：痛风性关节炎。中医诊断：痛风。辨证：脾虚湿盛，郁久化热，湿热阻滞。治法：健脾祛湿，清热助阳化气。处方：紫苏叶10g、藿香梗10g、荷梗10g、炒苍术15g、炒薏苡仁30g、炒杏仁10g、厚朴12g、土茯苓18g、泽泻12g、山慈菇10g、益母草10g、防风12g、防己12g、萆薢15g、豨莶草15g、益智仁9g、砂仁（后入）6g，7剂。二诊：关节疼痛明显缓解，红肿已消，胸背疼痛减轻，仍感关节乏力，僵涩，纳谷尚馨，脘闷腹胀，睡眠尚安，大便溏薄，小便短黄。舌质暗红，苔薄黄，根腻，脉沉细而涩。治遵上法，去紫苏叶、豨莶草、益母草、益智仁、藿香梗，以免祛风过而伤正，加大腹皮12g、姜半夏10g、炒枳实15g、车前子（包）15g、紫苏梗（后入）10g、荷梗（后入）10g、以增行气祛湿之力，继服14剂。同时给予中药局部外洗，处方：防风15g、防己15g、当归12g、炙乳香6g、没药6g、炮山甲10g、络石藤10g、地肤子20g、忍冬藤15g。14剂。三诊：膝关节红肿疼痛已除，唯站立久则肢体酸软，纳可，大便时溏。舌体胖，舌尖红，苔薄白，脉沉滑。证属湿热渐去，而正虚日显，治宜健脾扶正，祛湿通络。处方：太子参15g、炒白术12g、炒薏苡仁20g、炒杏仁10g、厚朴花12g、姜半夏10g、土茯苓20g、砂仁（后入）6g、萆薢15g、防风12g、防己12g、山慈菇10g、青风藤15g、何首乌藤15g、益母草15g、虎杖15g、牡丹皮10g。12剂。

🐌 小贴士

患者形体丰腴，痰湿素盛之体质，平素嗜食生冷，损伤脾肾，纳化失健，肾气不足，分清泌浊失职。且工作紧张，常加夜班，缺乏运动，则湿浊内停，日久蕴热，加之肥人多气虚，风湿之邪又乘虚而入。风为阳喜动，湿为阴邪重浊，内外相合酿成湿热，痹阻经脉关节，蓄于骨节之间，故见肘、膝、足踝关节游走性疼痛，周身重滞不舒。湿热下注膀胱，气化不利，则见小便短黄，湿热阻滞大肠则致便溏，或黏滞不爽。其治疗采取中药内服与外洗以及茶饮和适度功能锻炼等综合疗法。

郑怀贤：二妙散治痛风

崔男，64岁。1979年8月15日初诊。于1975年右足母趾出现不明原因的疼痛，红肿，行走困难，服用激素类药物后，略见好转。但近两年来，冬、春两季频繁发作，逐年加重。昨日突发双侧大脚趾关节剧痛，夜间尤甚。自服布他酮片、吲哚美辛，不见缓解，扶拐跛行来诊。双侧大脚趾关节皮肤红肿、烧灼、蜷曲，痛不可近，以双手护之。右侧耳轮上可见一麻粒大之白点（痛风石），纳差，二便正常。舌质淡，苔薄白，脉沉细而濡。血沉34mm/h，血尿酸773μmol/L，24小时尿尿酸增高，X线片发现右侧大脚趾第一趾骨近端，趾间关节处有一缺损区域，骨质呈穿凿样改变。双侧下肢血流图正常。证属湿热内盛，下注于足。治以清热燥湿、行气通络。投二妙散加味，怀牛膝9g、黄柏12g、苍术6g、厚朴3g、茯苓3g、焦三仙3g。3剂，水煎服，局部配以舒活酒外擦及三妙散外敷。8月20日二诊：红肿痛明显减轻，但行走时关节仍然疼痛。血尿酸明显下降（416μmol/L）。上方加地骨皮3g、广木香6g。外敷二妙散加地龙、芙蓉片、土茯苓、地骨皮。三诊、四诊继服二诊方药。9月11日五诊：诸症全消，血尿酸正常。为巩固疗效，续服下方5剂：牛膝9g、黄柏12g、苍术12g、厚朴6g、茯苓6g、白术9g、焦三仙6g。并用加味舒活酒外擦，配合按摩。随访一年，未见复发。

熊继柏：加味二妙散治痛风

刘男，58岁。2019年6月19日初诊。左足第一跖趾关节反复疼痛10年余，有饮酒史30余年。现症见左足第一跖趾关节疼痛，活动稍受限，纳寐可，二便正常。舌紫，苔薄黄，脉细数。中医辨证为湿热内蕴证，治以清热利湿，方以加味二妙散加减，黄柏8g、苍术6g、薏苡仁20g、川牛膝20g、萆薢10g、当归5g、汉防己6g、木瓜15g、秦艽6g、炮山甲6g、红花6g、甘草6g，30剂。2019年8月19日二诊：关节疼痛较前明显好转，活动无明显受限，但伴有颈部胀痛连及肩背。舌紫，苔薄黄，脉细数。前方有效，守方加减。加味二妙散合葛根姜黄散，前方加用葛根30g、姜黄10g、威灵仙15g。30剂。患者饮酒数年，湿浊郁热聚于体内，阻滞经脉，阻塞气血运行，不通则痛，发为痛风。加味二妙散中苍术、黄柏燥湿化痰，萆薢祛风除痹、利湿去浊，薏苡仁、木瓜健脾祛湿，川牛膝、秦艽、炮山甲通经止痛，当归、红花活血养血。服药后左足关节疼痛缓解，颈部胀痛连及肩背，配合葛根姜黄散以解痉缓急，活血通痹。

张宗礼：三妙丸治痛风

李男，55岁。2010年6月24日初诊。左足关节反复发作红肿热痛8年，加重半月。该病发作时痛如针刺，行动受限，缓解期局部关节畸形膨大。曾在多家医院就诊，诊断为痛风。相继服用秋水仙碱、立加利仙、别嘌呤醇等药物治疗，症状仍未得到控制。半月前症状复发，入夜尤甚，自觉发热汗出，纳食欠佳，小便短赤，大便黏腻不爽。查体体温36.8℃，左足第一跖趾及右手第二掌指关节可见红肿，活动受限。舌红，苔黄腻，脉弦滑。血尿酸635.4μmol/L，白细胞10.4×10^9/L，尿微量蛋白36μmol/L。辨证属湿热蕴结，气滞血瘀。治以清热燥湿，活血通络。处方：生黄芪30g，怀牛膝、苍术、黄柏、萹蓄、瞿麦、络石藤各15g，枳壳20g，川芎、当归、黄连、桑枝、桂枝各10g。每日1剂，水煎2次，取汁400ml，早晚分服。服药期间忌食高嘌呤食物，戒酒。二诊：进药4剂后，关节红肿疼痛明显减轻，无发热汗出，加土茯苓、荠菜花各15g，以增清热利湿之效。续服7剂。三诊：跖趾关节、掌指关节红肿疼痛消失。原方去桑枝、萹蓄、瞿麦，加地龙、桃仁、红花各10g，赤芍15g，以活血化瘀、通经活络。再服14剂。四诊：关节无肿痛，活动自如，纳可，二便如常。舌淡红，苔薄黄。复查血尿酸294μmol/L，白细胞6.2×10^9/L，尿微量蛋白28μmol/L。嘱低嘌呤饮食，随访10个月未复发。

范永升：四妙散治痛风

范永升认为，痛风病机可概括为肝、脾、肾三脏功能失调为本，湿、浊、痰、瘀胶结为标。人体代谢产物之尿酸如同中医所言之湿浊内蕴，痛风虽属筋骨关节病变，但其病因病机可责之于肝、脾、肾三脏功能失调。

脾失健运则湿浊内生，肾失气化则排泄不及，肝失疏泄则气机不利，致使湿浊随气血周流全身，注于筋骨、肢节、脏腑处，局部气血运行不畅，不通则痛，郁而化热，关节疼痛日久，湿浊与血热相壅，湿浊之邪受热煎熬成痰，常致关节漫肿畸形，并出现痛风石，此乃痰瘀胶结而致。痛风发作多与饮酒、嗜食肥甘厚味相关，主要因为脾失健运，致使湿浊内生，聚湿生痰，日久成瘀。此外，情志不遂，忧思气结，气滞血瘀，或郁怒伤肝，肝气横逆犯脾，脾失健运，痰湿内聚，也可发为痛风。同时，风、寒、湿之邪乘虚入侵经络脏腑，其性凝滞、收引，易闭阻气机，致血脉闭塞更甚，"不通则痛"，故疼痛加剧。

关宝生等人通过应用自行设计的调查表，分别对病例组和对照组（痛风和高尿酸血症患者）进行问卷调查。调查内容包括一般的基线资料和可疑的生活习惯危险因素。结果显示，饮酒、周围人吸烟、疲劳、精神紧张、喝咖啡、作息情况、饮食等7个因素与研究对象是否患有痛风/高尿酸血症存在相关性。范教授也指出，本病系由于平素过食膏粱厚味，以致湿热内蕴，兼因外感风邪，侵袭经络，气血不能畅通而成。

范教授认为，湿浊既为主要的病理产物，也是痛风急性发作的病机关键。湿浊之邪，郁久化热，热清则痛减，清热利湿理应贯穿疾病治疗始终。又因该病进展缓慢，久病入络，血府不畅，必有瘀血，日久湿热痰瘀互结。慢性关节炎期虽为肝、脾、肾三脏亏损，湿浊痰瘀凝结，以痛风石为主要临床表现，但仍可因感受外邪、饮食不当、情志刺激等因素诱发，治疗中适时佐以化痰、活血、通络之品。

四妙散为二妙散化裁而来。苍术健脾燥湿，解郁辟秽，治湿盛困脾、风寒湿痹。湿性重浊，易袭下焦，故配伍苦寒下降之黄柏，以除下焦湿热。牛膝性味苦、酸、平，补肝肾、强筋骨、逐瘀通经、引血下行，恰可用于痛风湿浊痰瘀互结之症，并可引药下行，入下焦清湿热。再加甘淡之薏苡仁，淡能渗、能利，具有渗湿利水之功，又可健脾利湿、除痹、清热排脓、去湿热而利筋络。四药合而共奏清热利湿之功。在此基础上，可加用土茯苓、车前草、泽泻等除湿之品。土茯苓尚可通利关节，车前草、泽泻均可导湿热之邪从小便而出，现代动物实验研究表明土茯苓、车前子具有促进尿酸排泄功能。

🌀 小贴士

泽泻，《本草纲目》言"气平，味甘而淡，淡能渗泄，气味俱薄，所以利水而泄下。"范教授认为重用泽泻可达利水渗湿泄热之功，临床上综合考虑痛风患者肾脏受累的情况，泽泻常用30g左右。现代药理研究示高、中、低剂量泽泻对高尿酸血症均有显著的降血尿酸作用，且与模型组比较，不同剂量组之间有显著差异。

如治叶男，51岁。2016年6月24日初诊。手指、足趾小关节反复肿痛1年余，再发2天。患者于1年前因工作应酬饮白酒半斤，次日夜间左侧第一足跖趾关节热痛，未见明显肿胀，甘油三酯5.03mmol/L，血尿酸544μmol/L，当地医院予苯溴马隆口服，发作时口服秋水仙碱，当时症状控制尚可，后则反复出现，逐渐累及其他关节。自诉2天前因受寒出现双手指间关节红肿热痛，左侧第一跖趾关节处可见一1.2cm×1.0cm痛风石，纳可，寐差，大便可，小便黄。舌质暗红，苔黄腻，脉弦。证属痰瘀痹阻，湿热内蕴。治以清热利湿、活血通络。予四妙散加减，炒黄柏6g、炒苍术12g、川牛膝10g、片姜黄9g、车前草10g、山慈菇20g、土茯苓30g、炒泽泻30g、乌梢蛇9g、独活12g、炒川芎12g、佛手9g、生甘草12g、炒薏苡仁30g。14剂，每日1剂，早晚分服。7月22日二诊：症状较前明显减轻，偶有关节作痛，痰多，纳可，眠可，二便无殊。舌质暗红，苔薄腻，脉细。拟通络为治，原方加桔梗5g、瓜蒌皮10g、炒杜仲20g，继服14剂。后随访病情稳定，关节肿痛症状稳定。

患者中的湿热痰瘀阻滞关节之痛风，反复发作1年余，湿热痰瘀互结，已见痛风石。四妙散加减以达清热利湿通络之力。四妙散原方为基础方，加用土茯苓、车前草、泽泻等增强清热利湿之力。综合考虑病情迁延，痰瘀痹阻，佐以佛手、片姜黄、乌梢蛇、独活等理气、活血、通络之品，又借片姜黄、独活等辛温之性，起到反佐之意。

旷惠桃：四妙宣痹汤治痛风

张女，59岁。2015年3月16日初诊。双膝、双踝关节肿痛20余天，伴活动不利半个月。现症见双膝关节肿痛、压痛，局部发热，色红，与天气无关，已服双氯芬酸钠双释放肠溶胶囊、正清风痛宁缓释片并进行中药外敷，有所缓解。发作严重时，痛剧如针刺刀割，局部可见发红，灼热明显，夜晚痛醒，口干欲饮，口苦，偶有晨僵，纳差，小便黄，大便正常。舌红，苔黄腻，脉滑数。血尿酸489μmol/L，红细胞沉降率40mm/h，C-反应蛋白11mg/L。西医诊断：痛风，风湿热。中医诊断：热痹，证属湿热痹。拟祛风除湿通络。处方：苍术10g、黄柏10g、牛膝10g、薏苡仁20g、忍冬藤10g、玄参10g、当归10g、栀子10g、土茯苓10g、萆薢10g、蚕沙10g、地龙10g、威灵仙10g、甘草5g。14剂。半月后复诊，关节肿痛减轻，关节灼热感好转，纳可，二便正常，余无特殊，原方续服14剂，诸症消失。

蒋蓉蓉：四妙勇安汤治痛风

王男，48岁。1998年9月4日初诊。足趾关节疼痛反复发作已2年余，曾在某医院诊为痛风，予别嘌呤醇、秋水仙碱、吲哚美辛等治疗，痛获缓解。近因饮酒，疼痛又作，右侧跖趾关节红肿，压痛明显，不能行走，中西药物治疗效果不明显。红细胞沉降率、抗链球菌溶血素O正常，血尿酸510μmol/L，舌质暗红，苔黄而腻。良由湿热下注，痹阻经络，治拟清热利湿、通络止痛，处方：玄参、忍冬藤、豨莶草各18g，当归12g，甘草、苍术、黄柏、牡丹皮、秦艽、桃仁各10g，薏苡仁30g。服10剂，关节红肿明显减轻，已恢复工作。续服30剂，疼痛消除，复查血尿酸240μmol/L。半年后随访未复发。

小贴士

痛风多因长期饮酒，过食厚味，酿湿生热，以致湿热内蕴，流注关节，经络痹阻而成。本例病程虽长，但湿热仍盛，故以清热利湿为治疗大法，方用四妙勇安汤合三妙散化裁。若湿盛者加防己、土茯苓，热盛者加连翘、水牛角，痛甚者加乳香、没药、土连翘，对反复发作、迁延不愈兼有气血不足、肝肾两虚者，酌加补益气血、滋养肝肾之品。

高玉中：痛风方治痛风

王男，62岁。2003年3月12日初诊。高尿酸血症10年，两足第一跖趾关节交替肿痛，反复发作。痛发时口服秋水仙碱可暂时缓解。3天前又突现右足第一跖趾关节红肿剧痛不能着地，夜难安寐，伴两踝、右膝关节酸痛。再服秋水仙碱却痛无暂安，口干苦，脘痞纳呆，大便溏而不爽，小便黄赤。舌红，苔薄黄腻，脉弦滑数。实验室检查血尿酸646μmol/L，诊为急性痛风性关节炎。治予丹溪上中下痛风方加减，苍术15g、黄柏15g、木防己15g、威灵仙15g、制胆南星10g、桃仁10g、红花10g、川芎10g、龙胆草10g、萆薢15g、虎杖15g、滑石30g、土茯苓30g、薏苡仁30g、海桐皮15g、川牛膝10g。每日1剂，水煎服。服用5剂后，右足第一跖趾关节红肿热痛明显减轻，膝关节疼痛消失。守方续服15剂，诸关节肿消痛止，活动自如。巩固治疗10天，查血尿酸300μmol/L，随访1年未复发。

周忠介：痛风汤治痛风

黄男，72岁。1992年5月26日初诊。素喜饮酒及膏粱厚味之品，脾胃受损，湿热内蕴，酒毒蓄积，湿热下注，伏于经络关节，气血运行不畅。现症见左足大趾跖关节及外踝肿胀红热疼痛2周，步履艰难，全身不适，寒少热多，心胸烦多，局部不可触摸，吹风得冷，其痛稍减，大便不畅，小便热赤气秽。舌苔黄腻，脉濡数。曾在某医院诊断为足部感染，以青霉素、先锋霉素等治疗无效。后测血清尿酸为576μmol/L，诊断为痛风。给予痛风汤加味，百合30g、山慈菇15g、土茯苓10g、忍冬藤30g、当归9g、桑枝15g、车前子30g、泽泻9g、黄柏9g、木通6g、晚蚕沙15g、萆薢15g、制苍术15g。服6剂，肿痛悉除，全身症状消失，大便通畅，小便转清，苔腻已化。自行来院复诊，测血清尿酸258μmol/L，继以前方巩固治疗1周，并嘱其注意饮食宜忌，随访至今未复发。

李雅：宣痹汤治痛风

某男，50岁。2005年8月12日由家属背来就诊。患者主诉发热，右下肢关节肿痛2天。2天前无明显诱因下出现右下肢膝、踝关节红肿，疼痛难忍，局部烧灼感，胸闷心烦，小便色黄。舌质红，苔黄微腻，脉濡数。神志清，表情痛苦，心肺功能正常，右膝关节红肿，踝关节及足背红肿。右下肢X线正侧位片无异常，血尿酸563μmol/L，血常规检查正常。西医诊断为痛风。中医诊断为热痹，辨证属湿热内蕴，热重湿轻。治以清热祛湿、宣痹通络、消肿止痛。方用宣痹汤加减，忍冬藤30g、防己15g、薏苡仁15g、赤小豆15g、蚕沙15g、黄连5g、山栀子10g、连翘15g、滑石15g、片姜黄10g、乳香10g、没药10g、全蝎5g、草河车10g。每日1剂，水煎分2次服用。二诊：服药7剂后，发热已退，疼痛减轻，红肿稍减，能拄拐下地行走。舌质红，苔黄腻，脉濡。患者热减，余湿犹存，气血壅滞。前方去黄连、山栀子、连翘，加三七5g，秦艽15g，继服。三诊：服药7剂后，诸症若失，尿酸正常，原方继进5剂善后。随访5年未见复发。

张昱：重视大补元煎的应用

张昱认为，痛风性肾病的发病根本在于先后天之本的不足即脾肾之气亏虚，而病久病势缠绵，久病入络，正邪交争日久，正气本虚，虚则无力推动血液运行成瘀，故治疗以补益脾肾为法，兼以活血化瘀，临床选大补元煎加减。

张昱选方用药是以君药补益脾肾之气，常用党参、黄芪、山药、红景天、熟地黄、杜仲、枸杞子等，以入脾、肾两经为主。意在脾肾之气充足，即人体的先天与后天之气得以恢复，患者的运化和气化功能恢复正常。臣药活血化瘀以助补气，多选用当归、川芎、桃仁、红花等。佐以梳理气机之品，用陈皮、枳壳之类，意在于行气化滞，补脾助运，以至补而不滞，同时气行则血行，血行可使瘀血消散，瘀血散而人体气机恢复正常。

小贴士

张昱教授应用补气药，搭配少量的补阳药杜仲与补阴药枸杞子，体现了配伍的阴阳平衡。补虚药如黄芪、杜仲、续断等多为温性，也搭配有清热凉血之功的生地黄、赤芍，以平衡寒热，使全方温而不过、凉而不寒。全方配伍使阳虚得复而不过于温燥，阴得阳升而源泉不竭，从而达到阴平阳秘之动态平衡。

如治某男，47岁。2017年8月初诊。患者主诉痛风反复发作20余年，血肌酐升高10年。1996年无明显诱因突发右侧大脚趾红肿疼痛，2008年曾查血肌酐117μmol/L，诊断痛风性肾病。近5年有关节隐痛，发作频率每月1~2次，半年前血尿酸538μmol/L，服用非布司他1个月后降至395μmol，随即停药。现症见时有关节疼痛，痛风发作频率为每月1~3次，乏力，腰部酸痛，纳可，眠可，大便干，每夜夜尿3~4次。舌暗，苔白腻，脉沉细。既往高血压病史4年，最高血压150/100mmHg，口服苯磺酸氨氯地平片控制血压，控制在120~130/80~90mmHg。血肌酐184μmol/L，尿酸500μmol/L。治疗予控制尿酸和血压，保护肾脏。嘱患者低盐、低脂、低嘌呤，优质低蛋白饮食，同时口服非布司他片降尿酸，碳酸氢钠片碱化尿液，复方α酮酸片补充低蛋白饮食造成的氨基酸缺乏，继续口服苯磺酸氨氯地平片控制血压。中药治疗补益脾肾，兼以活血化瘀，处方：党参30g、生地黄10g、熟地黄10g、山茱萸10g、山药10g、盐杜仲10g、枸杞子10g、黄芪20g、当归10g、赤芍10g、川芎10g、紫苏叶10g、萆薢20g、陈皮10g、牡蛎30g、火麻仁30g、枳壳10g、红景天20g。

🐌 **小贴士**

痛风性肾病主要治疗原则为对症治疗兼顾并发症。张昱在运用非布司他治疗痛风性疾病的基础上，加用大补元煎加减治疗近20个月，使患者的病情得到有效的控制，肾功能恢复至正常并保持稳定，期间痛风未发作。论治中，大补元煎加减以补益脾肾之虚，同时加当归、赤芍、川芎等兼以活血化瘀。全方配伍阴阳平衡、寒热平调，故机体机能可复。

王隆川：痛风止痛汤

秦男，49岁。1996年9月8日初诊。左侧跖趾关节疼痛3天，自述以前曾有此类症状出现，均诊为"丹毒"，给予抗生素及吲哚美辛治疗，治后症状缓解。前几天饮用啤酒后发作，现症见患部关节红肿疼痛、漫肿，皮肤呈桃红色，按之痛剧，未摸到块瘰。脉细数，舌质淡红，苔薄黄。血尿酸784μmol/L，抗溶血性链球菌O<500IU/ml，血沉20mm/h，类风湿因子"阴性"。诊断为痛风，湿热蕴结型。痛风止痛汤加减，金钱草15g、土茯苓20g、川牛膝10g、生薏苡仁12g、苍术10g、知母10g、黄柏10g、甘草5g。5剂，每日1剂，水煎服。局部用益黄膏外敷，每日换1次。5天后复诊，患处红肿已消，关节屈伸自如，皮肤出现皱褶，继服前方5剂，半月后复查血尿酸为142μmol/L，后来追访未复发。

刘启廷：利湿泄浊散瘀汤

刘启廷创制的利湿泄浊散瘀汤。组成：茯苓30g、桂枝15g、苍术15g、薏苡仁30g、土茯苓30g、萆薢15g、羌活15g、独活15g、防己15g、黄柏10g、桃仁15g、红花10g、半夏15g、陈皮15g、生姜3片。功用：健脾益气、温阳化湿、泄浊散瘀。主治：痛风急性发作期，出现关节红肿、剧烈热痛者。用法：上药浸泡2min，武火煮开，文火再煮30min，取汁，加水再煎25~30min，取两次药液混匀，分早晚2次温服。药渣再煎，温浴患处，再将药渣布包，外敷患处。形体肥胖者，加泽泻、槟榔以增加利水渗湿、行气化滞之功；形体虚胖浮肿者，加黄芪、冬瓜皮、生姜皮以益气补虚、利湿消肿；大便干结者，加大黄以通腑泄浊；下肢膝关节肿痛者，加木瓜、紫苏叶以化湿通络、宣畅气机；关节红肿者，加生石膏、知母、虎杖以清热通络、利湿消肿；关节漫肿痛甚者，加白芥子以温化寒湿、涤痰利气、通络止痛；关节剧痛者，加全蝎、蜈蚣以开瘀定痛；关节腔及泌尿系结石者，加金钱草、海金沙、郁金以化石通淋；伴见头晕昏沉者，加石菖蒲、荷叶、薄荷以疏肝解郁，开窍醒神。

刘师认为，痛风以疼痛阵作、来去如风特点而得名，病理基础为脾胃虚弱，湿浊瘀阻。急性期多因外寒内湿相搏，闭阻关节经络肌肤而发病。寒湿闭阻关节经络，则见关节剧烈疼痛；午夜阴寒最盛，故疼痛多于午夜突然发生或加重；湿浊之邪侵入关节肌肤，则关节肿胀；湿性重着下行，故受累关节以下肢跖踝为多见。方用茯苓益脾培土，淡渗利湿；桂枝甘温助阳，化气行水。茯苓得桂枝通阳除湿，桂枝得茯苓不发表而专注化气行水。苍术、薏苡仁健脾燥湿，渗湿除痹；土茯苓、萆薢解毒除湿，疏利关节，分清泌浊；羌活、独活疏风散寒，除湿通痹，活络止痛；防己、黄柏清利湿热，消肿止痛；桃仁、红花活血通络，化瘀散结；半夏、陈皮、生姜燥湿，理气化痰。诸药合用，共奏健脾益气、利湿祛浊、解毒散瘀、通络除痹之功。药渣再煎，外敷熏洗，以内服与外浴治疗相结合，一般3~5剂即可缓解疼痛。

崔公让：祛痹痛风饮

崔公让祛痹痛风饮。组成：葛根30g、柴胡9g、黄芩12g、山慈菇12g、金果榄12g、忍冬花12g、木贼15g、大黄6g、甘草10g。本方以柴胡、黄芩、葛根为君，其中葛根具有祛风胜湿、活血通经、芳香醒脾及解毒之功，是治疗急慢性痛风及预防其发作的良药。葛根能减少嘌呤合成，促进其分解和排泄。山慈菇、金果榄、大黄为臣，助君药清热化瘀。大黄利湿泄浊，使湿热浊毒从二便而下，邪有出路，尿酸排泄有道。木贼、忍冬花为佐药，温阳祛湿，防止药物辛凉太过，甘草为使，调和诸药。如治李男，45岁。其父有痛风病史。2015年12月5日初诊。患者7天前饮酒后出现左足拇趾关节和踝关节红肿，疼痛剧烈，大便秘结。舌红，苔黄腻，脉数有力。血尿酸516umol/L。中医诊断为痛风之湿热血瘀型。西医诊断为痛风性关节炎。治宜清热解毒、化痰祛湿。方用祛痹痛风饮加减，5剂。日一剂，水煎服。2015年12月10日二诊：左足拇趾关节及踝关节疼痛明显减轻，原皮损区皮肤颜色紫暗，轻压痛，大便干。舌紫暗，苔黄腻，脉弦数。上方去金果榄、黄芩，加茜草、泽兰凉血化瘀。如法再服20剂，药毕症状完全消失，复查血尿酸恢复正常。

崔老概括痛风病机，虚为疾之本，痰瘀为病之变，湿热为之现。痛风病情缠绵，易于反复，故病痛缓解后，间歇期应该化瘀泄浊，补肾健脾，并审证权变加减用药，多可奏效。

施仁潮：三妙二草痛风方

施仁潮创制的三妙二草痛风方。组成：苍术12g、酒黄柏9g、牛膝9g、猫须草30g、车前草30g、桃仁9g、酒地龙9g。每日1剂，加水浸泡60min，旺火煮沸，改用小火煮25min，倒出药汁，加开水再煮25min取汁。合并2次药汁，分2次于早晚食后温服。功效清热利湿、泄浊行瘀。主治痛风各个阶段、各种证型，高尿酸、肾结石均以此方为基础方。痛风多属湿浊热毒壅聚，阻滞经脉，气血运行不通，治法重在清热除湿，更需要行瘀阻、畅气血。方药选苍术、黄柏、牛膝清热燥湿，主治湿热下注，足膝关节红肿热痛，其中苍术、黄柏治下焦湿热效佳，牛膝活血通络，引药入病所。方中加用地龙，可助清热，并能通络；车前草、猫须草利尿祛湿，且助排毒消石；桃仁活血化瘀，而有止痛之功。痛风急性发作，关节红肿热痛，活动不利，苔黄浊腻，舌质红，脉滑数者，加用防己、忍冬藤、紫花地丁；关节红肿刺痛，局部肿胀变形，屈伸不利，肌肤色紫暗，按之稍硬，舌质紫暗或有瘀斑，苔薄黄，脉细涩或沉弦者，加用炒蒲黄、酒川芎、神曲；肥胖、高脂血症痛风发作期，关节肿胀，胸脘痞满，苔白腻，脉弦滑者，加用羌活、胆南星、薏苡仁；痛风反复发作，关节变形，头晕耳鸣，舌红少苔，脉细者，加用生地黄、生白芍、百合。

🐌 小贴士

　　痛风发作时，肿痛明显，配合透骨凝膏，主要原料有龙胆草、黄柏、土茯苓、透骨草、羌活、威灵仙、皂角刺、薄荷等，局部外涂。痛风平时保健，配合饮用风无忧（代茶饮），原料有百合、薏苡仁、栀子、木瓜、山楂、桃仁、金银花、槐花等，发作时饮用能辅助消除炎症、减轻病痛，平时饮用对降尿酸、控制发病有帮助。

媒介传真

本章介绍报纸媒体采访文章，共3篇。"痛风，以前叫'帝王病'"从患者吃苹果痛风发作以及一次取食8只螃蟹导致痛风的现象，讲述重视饮食在预防发病中的重要性，进而叙述对痛风方的研究。"痛风是吃出来的"强调痛风非小事，呼吁避免进食高嘌呤食物，减少痛风发病。"管好嘴巴防治痛风"以问答的形式，介绍饮食、季节与痛风发病的关系以及痛风方的研究，为痛风防治作出科学的宣讲。

痛风，以前叫"帝王病"

吃海鲜为什么不能喝啤酒？在我们国家，大连、青岛的人得痛风最多。渤海湾的海鲜很美味，啤酒加海鲜，这下好了，一个个得痛风。因为海鲜里面有大量嘌呤，这种物质会导致体内血尿酸大量生成，而血尿酸水平的增高是诱发痛风的直接原因。啤酒不仅同样含有高嘌呤，还能抑制人体血尿酸的排泄，而且啤酒比白酒、红酒更容易制造尿酸，一瓶啤酒能使人体血尿酸浓度瞬间增加一倍。因此，频繁地吃海鲜和喝啤酒，会使患痛风的概率大大增加。

眼下这么热的季节，很多年轻人喜欢到处找排档，啤酒加海鲜那是黄金搭档。但吃多了，就该轮到你吃药了。

1.有一个患者，吃苹果也会痛风发作

历史上许多著名的将相帝王都患有痛风，所以痛风在我们医生这里有一个叫法，叫"帝王病"。

看了几十年痛风、类风湿性关节炎这一类的毛病，你问我有没有印象最深的患者？那真多了，一下子可说不尽。有一个自称"白酒1000斤都吃下去了"的患者，我印象蛮深的。问他痛风要禁酒晓不晓得？他说晓得的，但就是熬不牢。还有一个患者，发病时是家人背来的，他的脚肿到怎么个程度呢，原来43码的鞋子，现在要穿44码。吃一点蘑菇，吃一只苹果也要发病，这么厉害的痛风患者，我也碰到过。有个患者我想这辈子也不会忘记了。他姓高，我后来都叫他老高。

2003年9月10日，老高第一次到同德医院看中医，当时是老伴搀扶着来的，拄了根拐杖，跷着脚跳进诊室。当年他64岁，痛风已经20多年了，右足拇指先发，然后是踝关节疼痛。吃螃蟹、毛蛤以及豆制品就会发作。吃蘑菇、苹果也要发病。痛风发作后，短则1天，长则7天、10天，痛得要命。西药吃遍了，效果都不稳定，布洛芬吃一颗不见效，吃两颗后半小时有效，勉强能持续12小时。再之后，发作越来越频繁，病发时疼痛剧烈，疼痛缓解了，全身疲软无力。我轻轻按他的右踝关节，还没碰到，他就"哎哟"一声叫，他说这段时间完全不能下地，脚一落地就痛，碰都碰不得的。我给他开的这张方子，就化裁自元代名医朱丹溪的上中下痛风方。这之后，他每次来的状态都不一样，不断向好。

到了12月3日，老高告诉我说，用药一周后，疼痛已经大为减轻，肿也消退了不少，按之肌肤已没有热手的感觉了。12月31日，他自己开三轮摩托来了，面色红润，精神状况良好，说自从吃中药以来，没再服用西药，现在疼痛完全消除，但两膝酸软，还要麻烦我再看看。2004年6月9日，因科普活动我要讲痛风，给他去电话随访，得知他病情一直稳定，有几次稍有隐痛，服点中成药也就控制住了。

喝啤酒会痛风发作，吃海鲜会痛风发作，吃豆制品会痛风发作，吃苹果过多也会导致痛风。痛风就是一个"吃"出来的病，和饮食有着密切的联系。

2. 自助餐一次取8只螃蟹，他不是从健康角度来取食的

痛风，以前没有现在多，现在越来越多，逐渐成为一种常见的文明病、富贵病。依据近年来的医学统计发现，30岁以上的中国人两成以上有尿酸过高的情形，而5%~12%尿酸过高的人会发展为痛风。基本上，血中尿酸浓度越高，得痛风的概率也就越大。

我学的是中医专业，痛风这个病，我从1976年参加工作就接触了，后来我把风湿病作为自己的主攻方向，一直干到现在，可以说我和痛风打了30多年的交道。

以前痛风的发病率没有现在高。这病是生活条件越好，发病率越高。毫无节制地吃海鲜、喝啤酒是引起痛风发病的主要原因。

以前痛风地域性强，温州、台州、舟山、宁波的患者多。为什么？靠海，海鲜多嘛。现在交通便利了，早上的宁波海鲜，中午杭州的餐桌上就有了，地域性的优势几乎没有了。另外，以前生活条件艰苦，现在海鲜当主菜，以前是难以想象的。现在应酬的、朋友聚会的、生意场上，花个千把块钞票吃顿海鲜，谁都请得起。

有一次，我在一个自助餐厅里，看到有一个人，一下子在餐盘里夹了8只螃蟹，服务员都朝他瞪眼。有些人就是这样的，反正自助餐，尽拣贵的，喜欢吃的，放开肚皮吃。你看，他是根据自己喜欢，而不是从健康的角度来取食的。不思顾忌地吃螃蟹，这就为痛风埋下了祸根。

3. 元代名家朱丹溪有一个方子，就叫痛风方

治疗痛风的经验，说起来就时间长了。那时我还年轻，整个单位里只有一部公共电话。有一天，有个患者打电话来，指名道姓要找我看关节病。

这一幕，当时住集体宿舍的同事印象都很深，后来不知怎么，口碑慢慢传出去了，很多关节病、风湿病的患者都来找我看。

我是中医出身，我治疗痛风，讲究的是中医的辨证施治。很多患者，他不是要中医给他一个明确的诊断，诊断结果西医那里可能早就很明确了，但是西医治疗疗效不理想，副作用很大，那怎么办呢？有时候西医也会建议患者去找中医看一下。

中医对一些病，特别是骨关节病、风湿病发病的机理、病因、处方用药、病后调理，都有自己的一套规范。在治疗上，西医常用秋水仙碱、消炎镇痛剂以及抑制尿酸生成的药物来处理痛风患者，不同阶段用不同药物，即使疗效确切，副作用颇为严重，使人畏惧。中医有许多方药可以处理痛风，像是急性的痛风关节炎发作，可依病情选用上中下痛风方、四妙丸、白虎加桂枝汤等，通常可取得不错的疗效。

我参加工作后，一直从事中医临床和中医文献研究工作。因为工作性质的特殊性，我接触了古今大量的中医药典籍。《医方类聚》《济生方》《瑞竹堂经验方》等一般人通常很少听说的古书，我都有机会亲密接触，开展整理研究工作，并取得成果。医家朱丹溪的医籍整理，就是在我和同事的手中完成的。

朱丹溪，浙江义乌人，金元时期的四大医家之一。他的主要观点是"阳常有余，阴常不足，湿热相火致病甚多"。我们中医有很多流派，他是养阴派的代表。朱丹溪的医学观点在日本都有影响。他对痛风有透彻的论述，并且发明了痛风方。

早在20世纪90年代，我与同事就围绕朱丹溪论治骨关节病的资料进行整理研究，出了一本书——《名医朱丹溪论治痿痹的研究》，由上海中医药大学出版社出版。这书当时影响比较大，还获得浙江省中医药科技进步奖。

潜心于中医药宝库，使我在完成一项项研究任务，取得厅局级、省部级等多项奖励的同时，个人的医学知识不断积累。记得在2001年，我治疗过一个痛风的中年妇女。前年，她儿子跑到我这里来看病，他说他母亲在我这里看过，他家原来住在人民电影院那里，卖甜酒酿的。一说我就想起来了，当时这个患者，一个疗程之后就感觉效果很好，还介绍了两位患者找我诊治。我当时给她开的十多味药，用的是祛湿清热、活瘀通痹的治法，就是从朱丹溪的那张方子来的。当然，朱丹溪的方子是一张大的统方，看病时还需根据患者情况化裁。

古方要化裁，对证才有效。朱丹溪的痛风方，一张方子巧妙化裁，还可用来治疗强直性脊柱炎、类风湿关节炎。

创新的基础是继承，宝藏需要发掘利用。当年我们就像现在的红学家一样，边吃灰边整理古籍，有时候为了一个版本的校对，为了一个方药的考证，为了一本善本书，跑到北京去，跑到山东去查阅。当年这一块工作，累是够累的，还很枯燥，但现在看看，我们吃灰没白吃。

痛风是吃出来的

近日，做销售工作的彭先生正好休假，每天晚上总喜欢一边看着奥运，一边惬意地喝点小酒。没想到有一天和朋友聚餐，在进食海鲜及啤酒后，他的脚趾抗议了，一连几天又肿又痛，连走路都成了问题。到医院急诊科就诊，医生说啤酒加海鲜诱发了彭先生的痛风发作。

1. 痛风是吃出来的"帝王病"

浙江省立同德医院施仁潮主任中医师向记者介绍，痛风是一种由于嘌呤生物合成代谢增加，尿酸产生过多或因尿酸排泄不良而致血中尿酸升高，尿酸盐结晶沉积在关节滑膜、滑囊、软骨及其他组织中引起的反复发作性炎性疾病。

痛风和饮食有着密切的联系，有人说这是一个"吃"出来的病。相对来说，生活在海边的人得痛风最多。因为常吃的海鲜里面有大量嘌呤，这种物质会导致体内血尿酸大量生成，而血尿酸水平的增高是诱发痛风的直接原因。再配上啤酒，不仅同样含有高嘌呤，还能抑制人体血尿酸的排泄。频繁地吃海鲜和喝啤酒，会使患痛风的概率大大增加。

除饮食习惯之外，痛风的发病还与遗传、性别、年龄、生活方式等诸多因素有关，可发生于不同国家及不同种族人群。我国痛风患者多见于中年人，近几年有年轻化的趋势。

古时候，帝王南征北伐，容易疲劳过度；风餐露宿，容易风湿入侵；酒池肉林，饮食没有节制。历史上许多著名的将相帝王都患有痛风，所以痛风在医生这里常被称为"帝王病"。

2. 痛风非小事

施仁潮主任介绍说，关节疼痛急性发作是急性痛风的典型症状。疾病发作多在轻微损伤、饮食过量或相关疾病以后，特别好发于肢体远端关节，如足趾，也可因尿酸盐结石引起肾绞痛。慢性痛风以破坏性关节变化为特征。

痛风发作后，短则1天，长则7天、10天，发病时疼痛难忍。然而不少患者好了伤疤忘了痛，认为痛风是小事。殊不知，痛风不仅能引起关节疼痛，还常伴发代谢综合征等其他疾病，如腹型肥胖、高脂血症、高血压、2型糖尿病以及心脑血管疾病等，甚至可能导致急性肾损伤、胃出血、胃穿孔、骨质疏松等。

对付痛风，重在平时防治。痛风的基础是高尿酸血症，必须对高尿酸血症进行干预治疗。西医常用秋水仙碱、消炎镇痛剂以及抑制尿酸生成的药物来处理痛风患者，不同阶段用不同药物，即使疗效确切，但是副作用颇为严重。中医有许多方药可以处理痛风，痛风关节炎急性发作，可依病情选用上中下痛风方、四妙丸、白虎加桂枝汤等。

无肾功能损害或关节畸形者经有效治疗，一般都能维持正常生活和工作，更不会影响寿命。但如果治疗不当，急性关节炎的反复发作可引起较大痛苦。有关节畸形和肾功能损害者，生活质量会受到一定的影响。肾功能损害严重者，预后较差。

3. 避免进食高嘌呤食物减少痛风发作

喝啤酒、吃海鲜、吃烧烤的好时光，也是痛风的高发期。施主任提醒，部分海鲜、动物内脏等属于高嘌呤食物，不管在急性期还是缓解期，都应尽量避免。烧烤中的肉类大多属于嘌呤含量中等的食物，摄入过多会导致尿酸升高引起痛风发作。因此在痛风急性发作期，烧烤是不能吃的。

施主任建议痛风患者平时喝脱脂牛奶、低脂酸奶，适量多吃富含维生素C的果蔬，以助于降低血尿酸，减少痛风的发作。同时注意多补充水分，每天补充水分达到2500ml，白开水、淡茶水都是很好的选择。每天进行30分钟以上的有氧运动，尽量少吹空调，尤其是夜间避免直接对着空调冷风吹。

除了改善生活方式，一定要配合医生接受规范治疗，这样才能更好地避免痛风发作。

管好嘴巴防治痛风

痛风，曾是欧美地区的高发病，这是因为他们常年摄入大量的海鲜和肉类，以及啤酒等高嘌呤饮料。换言之，高嘌呤的饮食习惯容易引起痛风，使得痛风发病率居高不下。近年来，这种疾病在我国的发病率越来越高，患者群越来越低龄化，尤其在沿海地区。用医生的话来说，这是一种富贵病，大多数是因为患者管不好自己的嘴巴。

问题

是不是海鲜加啤酒就一定会得痛风？

答案

应该说，海鲜和啤酒是引起痛风发病的主要原因。夏天的杭州，有许多夜排档主营海鲜和烧烤，而很多年轻人一定会选择啤酒来消暑搭配，这些都大大增加了痛风的发病率。因为海鲜里面有大量嘌呤，这种物质会导致体内血尿酸大量生成，而血尿酸水平的增高是痛风发病的直接原因。啤酒嘌呤含量高，而且比白酒、红酒更容易产生尿酸，会抑制体内血尿酸的排泄，一瓶啤酒能使人体血尿酸浓度瞬间增加一倍。

问题

其他饮食还有需要注意的地方吗？

答案

除了海鲜、啤酒，动物内脏，还有豆类的嘌呤含量也很高。我有个患者，哪怕吃一点蘑菇、一个苹果都要发病。可以多吃含嘌呤量低的水果、蔬菜、牛奶、鸡蛋等食物，尤其要多喝水，有利于血尿酸从肾脏排出。

问题

我的关节以前经常在雨季或是潮湿的季节疼痛，现在夏天也开始痛了，是什么缘故？

答案

夏天气温高，人的皮肤毛孔开放，肌表疏松，特别容易受到风寒侵袭。比如睡很凉的席子、长时间对着空调风口坐着或是躺着，都是不好的习惯。尤其对于有关节病的人来说，往往会使疼痛发作或加重。在看病的过程中，我经常和患者说的一句话是"要保暖"，很多人表示不理解，这么热的天，谁都想要凉快一点，保什么暖啊！其实不是这样，这个暖是相对于你的身体器官而言的，并不是指你皮肤表面的感受。比如你晚上睡觉，吹着空调很舒服，不愿意盖上被子，事实上你的筋骨血脉很快就会受凉。同样是在空调房里，很多女孩子穿得很少，露出肩膀、膝盖，其实这些部位到了一定的温度都会受凉，为日后的病痛埋下了病根。所以，多带一件披肩、多备一块毯子是明智之举。除此之外，还要注意防潮。比如懒惰的男孩，鞋子一月一季都不换，潮湿伤人，也容易得痛风。

问题

很多人说，我们现在的不健康行为都是将来的隐患，是不是说明痛风要40岁之后才会发病？

答案

确实，痛风的高发人群在40~50岁之间，青少年代谢水平高，分解能力强，所以少得病。但是现在，在我的患者中，越来越多的年轻人出现了这样的问题。尤其是经常吃海鲜、动物内脏等肉类的，有酗酒习惯的、多坐少动的、体态臃肿的，都是痛风的易发人群。还有一些人，为了减肥，采取饥饿减肥法，结果组织细胞核内核酸大量分解，尿酸排泄减少，也会引起痛风发作。

痛风方这个方子始创于名医朱丹溪，我曾在省卫生厅支持下，对该方开展研究。研究选择符合痛风标准，年龄在18~65周岁，自愿接受试验的患者64例，随机分为观察组和对照组，每组各32例。主要观察治疗前后临床症状、主要化验指标、止痛起效时间与持续时间等。研究结果显示，该方对痛风有良好的临床治疗效果。当然，古方需化裁，对证才有效。我曾把炒苍术、酒黄柏、制胆南星、酒红花这四味药作为君药，根据患者的不同情况进行配方，做成胶囊给患者服用，对于稳定病情很有帮助。

后　记

　　这是一位86岁的老大爷手写的小纸片，和纸片保存在一起的，是厚厚的一叠处方，全部来自我的父亲施仁潮，第一张处方的日期是2012年2月17日。

　　老先生姓沈，是杭州本地人，当时因为痛风发作找父亲看病，一共吃了19次药，病了几十年的痛风完全稳定了，一直都没有发作过。他很有心地把父亲的名字和坐诊时间记在了小纸片上，他想的是给有需要的人。我见到他的时候是2018年，他拎着一个塑料袋，里面装着两个大大的芋头，喊道："施主任，我又来了！"时隔六年，他的痛风又发作了。老先生好酒，他自己也知道，这个毛病就是因为啤酒喝多了。

　　沈老先生家住乔司农场，当年是他的女婿开车带他来胡庆余堂看病的。他说，现在地铁开通了，可以自己坐地铁过来了，很方便。他还学会了网上挂号，提前一天预约了号，这天一早就找来了。一看到父亲，他很高兴，连连说："我就记得是星期天，找到了就好了，找到了就好了……"

　　我就是在这个时候看到了那叠旧处方。2012年，胡庆余堂还没有使用电脑，父亲是当时唯一一个自带电脑的中医。在电脑上完成处方后打印出来，自己留下了医案，患者手上也有了清楚的记录。

　　看完病，我又和老先生聊了一会，他告诉我，现在和老伴两个人，退休工资加起来有一万多，生活也挺好的，就是因为痛风这个毛病，这也不能吃，那也不能吃。他希望父亲像六年前一样，尽快帮他解决病痛，又能管上好几年！

　　他说，这张小纸片他就随身放在钱包里，遇到有痛风的朋友，就会拿出来，向他们讲述父亲给他看好痛风的故事。

　　跟师以来，找父亲看痛风的患者数不胜数，但是这位沈老先生给我留下了非常深刻的印象。当我和父亲一起撰写《老中医施痛风防治120题》时，他是我第一个想到的案例。

　　父亲对于痛风的研究始于30年前，那个时候这个所谓的"富贵病"并没有那么普及，很多人甚至没有听说过它的名字。父亲的基础方来自名医朱丹溪的痛风方，在继承经典古方的基础上，形成了一套有效的中医治疗痛风的方法，得到了业界认可、患者的好评。在急性发作期，他往往要求患者自己带回家煎服,每副药煎煮3次,前2次的药汤用于服用,第3次的药汁用来浸泡患处。按照这个方法,一般用上三帖药就能缓解疼痛。在缓解期,他又会根据患者的身体情况,开处方并制作成药丸,让患者服用一段时间来巩固疗效。诸法合用,效果倍增。

近几年来,得痛风的患者越来越多了。在急性发作期,西药往往是第一选择,但是接下去呢?这个毛病总是会反复发作,发作起来总是疼痛难忍,难道要忍受它一辈子?有没有可能通过中药来治疗和调理?

很多人开始有了这样的印象,杭州胡庆余堂有一位施医生,他可以看痛风。

在父亲的诊室里跟诊10年以来,大部分痛风发作的患者在第一周服药后就能得到缓解,西药也可以完全停掉,之后再通过一段时间的调理来有效控制痛风的反复发作。

老百姓的口碑是最值得信赖的,父亲看痛风,平时宣传得并不多,更多的是脾胃病、关节病、失眠等疾病,但是口口相传找过来看痛风的,每天都有。

在父亲的电脑记录里,关于痛风的医案上千个,最年轻的患者只有16岁。我对这几个患者留下了深刻的印象。

有一位初三的学生,来自义乌,大脚趾突发肿痛后经检查确诊为痛风。他的家人说,他平时很爱喝饮料,体重曾达到90kg。还有永康18岁的高三学生小施,海宁20岁的小周,都是父亲的患者,他们大多体胖,不爱运动,喜欢吃肉类和海鲜。据统计,现在青少年痛风患者已经占到了该疾病患者总数的1%~3%。

还有一位26岁的空姐来看痛风,她并不常吃海鲜,也没有家族史,问来问去,结果就是因为爱吃豆制品。再有一位52岁的马先生,七八年前查出痛风后就把酒戒了,饮食也相当注意,海鲜、豆制品、动物内脏等统统被他列入"黑名单",结果还是发病。他来找父亲看病的时候一脸的委屈,感觉自己的忌口都是白费。我们一边宽慰他,一边帮他找原因,发现他喜欢一边看电视一边吃花生米,一晚上就能吃掉大半包,这就是发病的原因了。他也是到这个时候才知道,原来花生米也会引发痛风。

我曾记录一个33岁的痛风患者,小伙子是修汽车的,工作强度很大,作息也比较混乱,外卖和宵夜都是家常便饭,晚上睡觉也常常是两三点。除了痛风,他还得了胃病,初诊的时候,小伙子一双手的手指都已经弯曲困难,大脚趾又红又肿几乎有核桃大。第二周来的时候,手指就已经可以弯曲了，脚趾疼痛也没有了。服药一个月以后，再去复查尿酸，已经恢复正常了。

父亲对于这一类患者的医嘱大多是一样的。"宵夜不要吃，油腻不要吃，多喝开水，双脚要保暖。"看起来很容易，许多人就是做不到。但是这个小伙子全部记了下来，并且全部做到了，所以他的药效也特别好，见效特别快，将来的复发的概率也就很低了。

在给痛风患者的医嘱里，避开高嘌呤食物是很重要的一点，很多患者也许并不是做不到，而是他根本不知道哪些能吃哪些不能吃。

哪些能吃哪些不能吃。经常会有痛风患者进门就问，施医生，都说你痛风看得好，是不是吃了你的药，痛风就再也不会发了？父亲常说，痛风是一辈子的健康管理，怎么管理，我们可以教，但是教了以后，你得听。

施文
于杭州胡庆余堂国药号

149